让新手
爸妈不慌张

请问
儿科医生

爸妈的烦恼交给专业人士

陈 俊 仁

———— 著

中国轻工业出版社

推荐序 | 守护宝宝健康的最佳守门员

协助维护及促进儿童健康，回答家长有关儿童成长期健康相关的咨询，是儿科医生的天职。以往，爸妈对孩子的健康要求是只要少生病就好，万一患病能快速恢复健康，不留任何后遗症足矣。现在，爸妈非常重视孩子的正常发育。而且，网络上育儿信息非常充足，普及和传播得非常快，父母对孩子健康存在疑问，都很容易上网查资料，为宝宝健康成长发育寻求答案。

然而，新手父母因缺乏经验，照顾新生宝宝多由长辈、亲友指导，或通过网络搜集信息，这些都可能存在隐忧。因为长辈过去的经验及观念或许不适合现代，而网络上的信息可能是未经医学证实的，可能仅是单一的特殊案例被过度放大宣传，有潜在危险。

这些现象及可能的危机，是作者陈俊仁医生努力完成此书的最主要原因。陈医生是我在台北荣民总医院儿童医学部多年的同事，也是儿科医学界有名的专家。相识20年来，他始终秉持从事医疗专业的初衷，热心为患疑难杂症的病童尽心尽力服务。在诊疗病童及进行医学宣教方面，陈医生都获得了领导、病童、家属及学生的赞扬。在繁忙的医疗工作之余，他仍能抽空在网络上为大家提供儿童保健咨询，其目的就是让更多的家长了解正确观念，让孩子能快乐健康地成长。看着孩子活泼开心、健康快乐地长大，是所有父母共同的愿望，也是儿科医生最快乐的事情。

在本书中，陈医生整理了在儿科门诊常见的儿童疾病与问题，以简单平实而清楚的文字加以说明，十分容易理解。期待这本书成为每个家庭必备的儿童健康指南，帮助新手家长解决疑惑，以正确的观念和方法，让每个儿童都获得适当及良好的照顾，成为健康快乐的宝贝。

黄碧桃

台湾阳明大学儿科教授

台湾铭传大学教授

台中儿童综合医院儿童心脏医学中心执行长

推荐序 | 最适合新手家长的育儿宝典

认识陈俊仁医生有五六年了。在您阅读此书之前，我想先以三种不同身份谈谈我心目中的陈医生。

家长身份

没错，认识陈俊仁医生，是因为我的大女儿是他的小患者。打孩子上小学起，他总会不时接到我紧张的咨询电话或短信。虽然不是刻意"老大照书养，老二照猪养"，但第一次当爸妈的心情，相信您一定能体会。陈医生不仅对孩子有爱心、有耐心，对家长也一样，总是详细解释孩子的状况，以及后续可能出现的状况，让家长放心。

医药记者身份

在我20年新闻生涯中，曾跑过6年与医药相关的新闻。我采访过无数医生：医界大佬、医院院长、医学会理事长、知名教授……在他们身上我看到的是，一位好医生绝对不只是医术精湛，更包括医德高尚。有些儿科医生为了让家长对其有信心，会尽量做到"药到病除"，但陈医生总是谨慎为上。不止一次，我带着女儿看陈医生的门诊，结果被"退货"：

"我觉得她目前状况还好，可以先回去观察一下。"

"医生，直接开药行吗？"紧张的妈妈还是很担心。

"先不用，能不吃药就先不吃。"

…… ……

说真的，我已经很少在儿科门诊听到这种对话了。

另一个让我佩服的是，陈医生在儿童过敏方面非常专业，他可以很快分辨孩子到底是单纯感冒，还是过敏，对症下药，精准治疗，让孩子少受许多罪。

读者身份

当年刚生大女儿时，我超级认真。日本畅销多年的《育儿百科》一书，我几乎倒背如流。只是这本书毕竟是日本专家所撰，部分照顾护理内容、生活饮食习惯及医疗方式，跟我们还是有差距。陈俊仁医生主笔的《请问儿科医生》一书，每篇主题都由门诊的实际案例开始，接着进行专业解说，最后再帮读者简单总结，易读好记。这正是我心中适合家长阅读的0～3岁育儿照顾护理百科。

不论站在家长、医药记者还是读者的角度，我都很开心地看到向来不喜"出名"的陈医生，终于在百忙之中完成了这本实用的育儿宝典。我诚挚推荐给跟我一样重视孩子健康的家长，常备此书，减少照顾宝宝的不安及焦虑。

萧彤雯

知名主播

自序 | 宝宝健康快乐成长，是儿科医生最大的成就

进入儿科这个领域将近20年，都在台北荣民总医院儿童医学部服务。本来想像医学中心里的传统老医生一样，埋头在门诊默默看病，健康宣教仅限于看病的患者与家属。然而，我渐渐发现，只在门诊看病，帮助的患者仅限于少数，于是养成了在网络上发表文章的习惯，希望正确的医疗观念可以帮助更多人。文章发表以后，也获得多家亲子平台转载，常收到很多健康及育儿杂志的约稿。

现在很多父母照顾小孩都喜欢"咨询"网络，却忽视了网络上的医疗文章有三大缺点：很多网络文章作者的医学背景不详；作者常常不使用真名，写作年代也不详，介绍的医疗信息不确定是否正确；由于时代与科技的进步，医学领域在不断更新，即使是专业医务工作者几年前分享的文章，可能也变得不合时宜。然而，一般家长通常很难分辨正误，便贸然使用网络上介绍的方法。

基于"帮助更多宝宝健康长大"这样微小的初衷，在出版社的邀约下，着手将自己的医疗经验整理成册。本书的内容是针对多年来在门诊看病以及网络上家长常见问题做详细解答。内容分为六章，第一章主要介绍新生儿常见的照顾问题，第二章详述宝宝生病常见的症状及处理方法，第三到六章整理了各种小儿常见疾病及用药。

新生宝宝就像幼苗一样正在萌芽，以正确的方式照料宝宝，让这一株株可爱的幼苗长成茁壮的大树，应该是每一位父母亲的期许，同时也是儿科医生的使命。感谢正在翻阅这本书的各位家长，希望在本书出版之后，能稍微解答您的疑惑，并提供实用又有益的信息。

陈俊仁

台北荣民总医院小儿过敏感染科主治医生

目 录 Contents

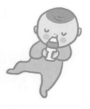

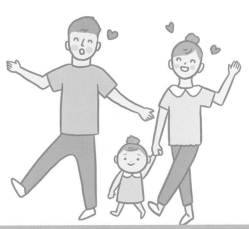

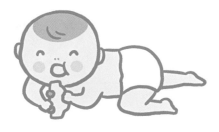

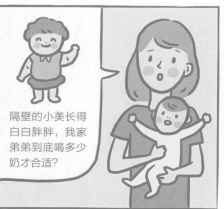

隔壁的小美长得白白胖胖，我家弟弟到底喝多少奶才合适？

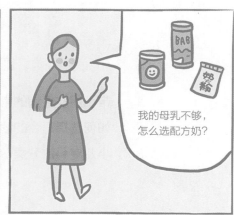

我的母乳不够，怎么选配方奶？

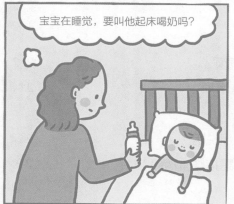

宝宝在睡觉，要叫他起床喝奶吗？

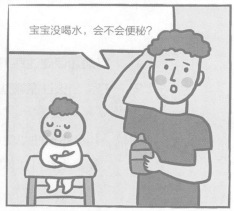

宝宝没喝水，会不会便秘？

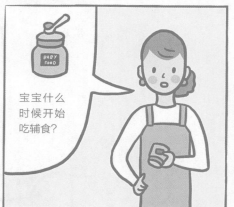

宝宝什么时候开始吃辅食？

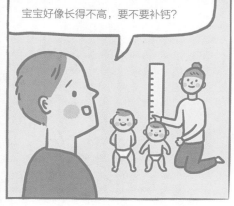

宝宝好像长得不高，要不要补钙？

Chapter 1

宝宝出生了
新手爸妈的甜蜜负担

宝宝一天要喝多少奶？哪种配方奶适合自家小宝贝？多喝水对宝宝健康有益吗？什么时候开始吃辅食？宝宝一天要睡多久？哪些行为要避免？宝宝成长好，新手爸妈不慌张。

1 新生儿的营养来源：婴幼儿配方奶该怎么选择

有位妈妈通过网络跟我说，自己的母乳不足，无法纯母乳喂养，感到很内疚。母乳对于宝宝是最好的，母乳营养均衡，好吸收，纯母乳喂养的宝宝抵抗力好，不容易生病，神经发育好、智力佳……纯母乳喂养的确有非常多的好处，一般医生会建议母乳喂养。

但是，就算没办法纯母乳喂养，也"绝对"不是妈妈的错！我相信您已经尽力提供宝宝最好的营养了，并不是宝宝生病、过敏就是母乳不足造成的。宝宝生病的因素有很多，造成过敏的因素也有很多。照顾宝宝这件事，妈妈只要尽心尽力就好，宝宝会感受到妈妈的用心和满满的爱。

接下来，我们就来说明市售的配方奶该如何挑选的问题。

能替代母乳的配方奶通常分成两大类，第一类叫"特殊配方奶"，第二类叫"一般配方奶"。

特殊配方奶

什么叫"特殊配方奶"呢？顾名思义，就是针对有特殊需求的宝宝而设计的配方奶，例如早产儿配方奶、无乳糖配方奶、水解蛋白配方奶。

1．早产儿配方奶

针对早产宝宝的特点设计而成：早产儿体重较轻，需要特殊的营养跟较多的热量。

2．无乳糖配方奶

这一类配方奶没有添加乳糖成分，主要因为有些宝宝是乳糖不耐受的体质，因为本身缺少代谢乳糖的酶，所以喝了含乳糖的配方奶之后会拉肚子、胀气、腹痛、呕吐。这些宝宝就得选择无乳糖配方奶。

Q：宝宝长期喝无乳糖配方奶会损害肾功能吗？NO！

曾经有药师对妈妈说，无乳糖配方奶不能长期食用。一个说法是营养不全面，另一个说法是宝宝的肾功能会受损。其实我不知道这些说法从哪里来的，无乳糖配方奶只是将配方奶中的乳糖改为别的糖分，其他营养配方完全没有变动，所以不会有营养不全面的问题；也没有听说过宝宝长期食用无乳糖配方奶后，出现肾功能下降的情况。如果真的不能长期食用，法律会要求厂商标示在说明上，您看到过无乳糖配方奶上标示"本品不宜食用超过×个月"吗？所以，一切都是谣言罢了！只是，乳糖可以在肠胃道帮助钙吸收，长期食用无乳糖配方奶，应该要注意补钙。

3．水解蛋白配方奶

现在过敏的宝宝还挺多的，过敏宝宝喝了不适合的配方奶之后，可能会出现肠绞痛、腹泻、腹胀、呕吐、食欲不振、体重减轻、湿疹。有的宝宝甚至出现带血丝或黏液的大便，主要是因为宝宝对配方奶过敏引起的。这时可以考虑给宝宝换成水解蛋白配方奶。

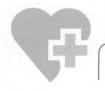

当宝宝患肠胃炎时，代谢乳糖的酶会先被破坏掉，因此可能出现短暂性的乳糖不耐受，有时医生会请您把一般配方奶稀释之后给宝宝吃，主要是把配方奶中的乳糖稀释，这样可以改善腹泻的情况，并不是稀释配方奶本身有止泻的功能。但是，这样做配方奶的养分也会被稀释，这时可以让宝宝喝无乳糖配方奶，就不需要稀释后食用了。

Q：水解蛋白配方奶不能长期食用？NO！

有妈妈来询问，水解蛋白配方奶能不能长期食用？

先来解释一下水解蛋白配方奶是什么。

水解蛋白配方奶又分为"部分水解蛋白配方奶"跟"深度水解蛋白配方奶"，什么意思呢？先来讲讲过敏的机制好了。会引起过敏的原因，通常是由于过敏原接触到细胞上面的"过敏原接受器"，这有点像是锁跟钥匙的概念，要接触得刚刚好才会诱发过敏。

"部分水解蛋白配方奶"就好像将过敏原剁了一百刀，这样的分解处理后，有些过敏原的碎片还是会诱发过敏反应；而"深度水解蛋白配方奶"就像是将过敏原剁一万刀，剩下的碎片就无法接触到"过敏原接受器"上了。虽然经过了分解处理，但其实营养成分与一般配方奶是相同的，甚至还有研究表明，水解蛋白配方奶的分子小，更容易吸收！而且产品也没有标示"不能长期食用"，您说对不对？

不过这样的配方奶通常味道不太好，就跟牛排跟肉屑的原理很像，两者之间美味程度有落差，所以有些宝宝对水解蛋白配方奶的接受度不高。

⚲ 特殊配方奶整理

特殊配方奶分类	选择时机
早产儿配方奶或低体重儿配方奶	针对早产儿跟低体重儿设计的。由于早产儿体重较轻，需要较多的热量，通常早产儿在医院里就得食用此类配方奶，至于应食用到多大才换成一般配方奶，可以跟儿科医生讨论
无乳糖配方奶	针对乳糖不耐受宝宝设计。急性肠胃炎后出现慢性腹泻的情况也可食用
部分水解蛋白配方奶	针对过敏体质的宝宝设计。过敏的宝宝喝了不适合的配方奶之后，可能会出现肠绞痛、腹泻、腹胀、呕吐、食欲不振、体重减轻、湿疹，甚至有的宝宝会出现带血丝或黏液的大便，主要是因为宝宝对配方奶过敏引起的
深度水解蛋白配方奶	针对高度敏感的宝宝设计。若已经食用过部分水解蛋白配方奶，症状无法改善时可考虑食用
部分水解蛋白+低乳糖配方奶	针对过敏体质又合并乳糖不耐受的宝宝设计。因为长期食用无乳糖配方奶，会担心某些电解质吸收较差，因此采用低乳糖的配方奶
深度水解蛋白+无乳糖配方奶	针对高度敏感合并乳糖不耐受的宝宝设计。这类配方奶已经是配方奶中"最高级的"，如果宝宝喝什么配方奶都不适合，可以考虑这类配方奶，但口味不佳、价格昂贵、获取不易是它最大的缺点

⚲ 一般配方奶

没有特殊需求的宝宝选择一般配方奶，至于品牌怎么选择，大多数医生应该会告诉您，大品牌都可以。如果是国际知名大厂生产的，在很多国家和地区都在销售，市场占有率也不错，就叫大品牌。因为这种配方奶在多数国家和地区都在销售，经过很多国家的检验，配方不会有什么问题，喝的宝宝也很多，如果有问题的话，很早就被发现了。

至于那些广告很多，虽然品牌也耳熟能详，但只在少数或是单一国家或地区销售，市场占有率也不高的品牌，我就不推荐了。品牌选择完之后，接下来考虑的就是价钱了，这就根据爸妈自己的钱包来决定。方便性也很重要，如果这个品牌对您而言很不好购买，那就不要太执着了，否则临时买不到配方奶，让宝宝饿肚子可就麻烦了。

医生小叮咛

选择配方奶，第一要考虑功能性与宝宝的特殊需求，如果有特殊需求，就选择特殊配方奶，没有特殊需求，可以选择一般配方奶。第二则是选择国际上认可的大品牌，品质和安全比较有保障。衡量价钱和方便性也很重要。

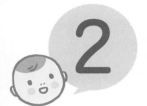

2 宝宝喝的奶量够吗

"医生啊，我婆婆说，隔壁邻居的小孩长得白白胖胖的，我家的宝宝却养得瘦瘦小小，她担心奶喂得不够饿到她孙子。到底要喝多少奶才算够啊？"

"医生啊，长辈说，别人家的小孩已经喝到一餐180毫升了，你们怎么不帮他加奶啊？这样会长太慢啦！"

"医生啊，宝宝在睡觉，喂奶的时间到了，要不要叫他起床喝奶呢？"

…………

我想，每位父母亲都担心孩子吃不饱，长不高，这里就向大家解释一下宝宝的奶量计算方法。

有一种开玩笑的说法是，有一种饿叫"奶奶觉得你饿"。其实过胖的宝宝，长大以后罹患心血管疾病、糖尿病等疾病的概率都比较高，所以宝宝白白胖胖的不见得是好事。以前当住院医生期间，打针时很怕碰到这种被笑称为"米其林"或"莲藕手"的宝宝，除了血管很难找外，宝宝身上很容易长热疹，清洁起来不容易，照顾起来也比较辛苦。而造成宝宝出现这种情况，喂奶过多是原因之一。那到底要给宝宝喝多少奶才算足量呢？

奶量估算是有公式可以参考的，一般6个月前的宝宝，食物只有奶，奶量是根据热量的需求来换算。换算下来，一整天宝宝奶量的建议是每天每千克体重喝奶150±30毫升，以6千克的宝宝计算，一天的总奶量是900±180毫升（720～1080毫升），要喂几餐用总奶量除以几，就是每餐的奶量。当然，如果宝宝有"大小餐"的问题，只要全天总奶量够就可以了。

关于喂奶，有一派说法是"建议定时定量"，另一派则是"宝宝哭了就该喂"。哪种做法比较好？目前医学界并没有定论。我个人认为喂奶可以配合宝宝的节奏，如果确定宝宝的奶量是够的，时间到了，但是宝宝还在睡觉，叫不起来就算了。如果宝宝睡着了，到喝奶时间根本叫不起来，这时候家长不必给自己太大的压力，非把他叫醒来喝奶。

接下来问题就来了，有些人会问："我的宝宝吃不到公式算出来的奶量，怎么办""我都是亲喂母乳或是混合喂养，怎么知道喂的量够不够"……其实奶量的计算公式是参考用的，如果宝宝喝得奶够，尿尿的次数一般是每天6～8次，喝足够的奶，体重就会沿着生长曲线正常增加（宝宝生长曲线请参阅附录）。所以如果宝宝喝奶量比公式算出来的少，可是一天排尿6～8次，体重也按照生长曲线增加，就代表宝宝摄入奶量是足够的。

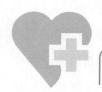

医生小叮咛

奶量是根据体重跟热量需求计算的，但是每个宝宝的需求不见得一样，不必互相比较。有些人基础代谢比较快，所以消耗快，喝了很多也养不胖；有些人基础代谢慢，喝很少就长得很好，可以根据生长曲线的趋势，还有换纸尿裤的次数来判断奶量够不够。

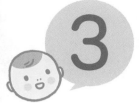

3 没事多喝水，
真的对宝宝健康有益吗

一名出生10多天的宝宝因为反复手脚痉挛、眼球上吊被送到我们医院，抽血发现血液中钠离子只剩下110 毫摩/升（正常值为135～145 毫摩/升）。经询问才知道原来妈妈看不懂配方奶包装的标示，本来一勺配方奶只要60毫升水，可是这位妈妈一勺配方奶竟用了120毫升水，宝宝因为吃不饱一直哭，妈妈就一直喂。结果，过多的水分进入宝宝体内，就出现了"水中毒"的现象。

医学小常识

水中毒是什么

喝水会中毒？很多人为此感到惊讶，喝水不是有益健康吗？怎么会中毒？当人体摄入过多的水分时，肾脏不堪重负，体内正常的钠离子被稀释，导致钠离子过低，就会出现水中毒。钠是人体内重要的电解质，可以帮助神经肌肉维持正常，轻度的低血钠通常没有明显症状，但是严重的低血钠会造成脑细胞内水分过多，脑细胞出现水肿，因脑内压力增高引起头痛、呕吐、烦躁不安、嗜睡等症状，严重的话会引发痉挛、休克，甚至死亡。

很多爸爸妈妈在门诊问我："宝宝可以喝水吗?"答案是，6个月以内的宝宝，如果只喝母乳或是配方奶，可以喝水，但是"不需要"。这样的说法很奇怪吗？我会问家长，给宝宝喝水的目的是什么？得到的答案通常是四个。

1．补充水分

很多家长给宝宝喝水，只是认为宝宝应该补充足够的水分。其实，一般的配方奶冲完之后水分达到85%以上；母乳内水分含量更高，假如宝宝每日喝的奶量是够的，其实就已经摄入了足够的水分，并且宝宝尿尿的次数和尿量是正常的，不必担心摄入水分不足。

2．多喝水有益健康

大家都认为"多喝水有益健康"，但这句话对于婴儿来说并不完全正确！一般人体会通过肾脏把多余的水分排出体外，但是婴儿的肾脏功能发育不成熟，所以6个月以下的婴儿没办法把多余的水分排出体外，喝太多水会造成水中毒，反而有害健康。

3．不喝水容易便秘

有些人会误会，宝宝便秘是因为只喝奶而不喝水造成的，或是水分不足才引起便秘。但事实上，宝宝便秘多是本身胃肠道的问题，有些是配方奶成分不合理引起的，最没有根据的理由就是宝宝没喝水！

4．当作宝宝哭闹时的替代品

有些家长给宝宝喝水的目的，是因为宝宝哭闹时把水当作喝奶的替代品；但是宝宝胃容量有限，白开水喝多了，奶量可能会下降，不利于摄入足够的营养，甚至影响正常发育。

所以宝宝6个月以内，完全用母乳或是配方奶喂，不需要额外补充水分。但是，喝奶之后喝少量水来清洁口腔，并不是不可以。

至于已经开始吃辅食的宝宝，由于辅食的含水量没有这么高，喝水是必须的；至于一天要喝多少水才算足量，可以参考换纸尿裤的次数，如果一天换了6~8次纸尿裤，尿量也很多，就说明摄入水分足够了。

我在网络上分享这篇文章的时候，有位比较直接的家长留言说："既然如此，那宝宝每天喝咖啡也可以啊？里面也都是水啊！"当然不可以，宝宝喝的奶里有他需要的营养跟水分，咖啡里不但没有宝宝所需的养分，而且渗透压也不对，对宝宝不但没有帮助，还有害。

医生小叮咛

上面说的案例告诉我们，配方奶不能随便乱冲，每一罐配方奶上面都有正确的冲泡方法说明，除非经过医生建议，不然请不要随便更改冲泡比例。6个月以内，以母乳或是配方奶作为唯一食物来源的宝宝，可以不喝水，多喝水反而可能出现水中毒。至于已经开始吃辅食的宝宝，由于辅食的含水量没有这么高，喝水是非常必要的。

4 宝宝长大了，该吃辅食啦

门诊直播

请问是在4~6个月大开始给宝宝吃辅食比较好吗？有什么辅食是宝宝不能吃的吗？听说宝宝1岁以前吃鸡蛋，过敏机会比较高，是吗？我婆婆想要喂3个月大的宝宝辅食，可以吗？宝宝到了6个月大不接受辅食，怎么办？

随着宝宝慢慢长大，家长开始考虑添加辅食的问题，这时候爸爸妈妈担心更多了。之前只是担心奶量够不够，现在要添加辅食了，反而不知道该喂宝宝吃什么。太早吃辅食怕宝宝肠胃不适，也怕吃了不该吃的东西导致过敏。这里就来说明一下辅食的相关问题。

辅食添加的时机

以往添加辅食要满足三个条件。

1. 每天摄取的奶量超过1000毫升。
2. 婴儿的体重为出生体重的2倍。
3. 婴儿出生4~6个月。

对于正常的宝宝而言，到4~6个月时，每天喝的奶通常已经超过1000毫升，体重也超过了出生时的2倍。也就是说，满足这三个条件的时间点其实差不多。

🖊 喂辅食除了代表宝宝长大之外，其实还有别的目的

1. 这个月龄的宝宝，很多已经出现厌奶的情况，辅食可以提供不同味道的食物来源，补充宝宝奶量下降导致的营养摄入不足。

2. 对这个月龄的宝宝而言，单纯喝配方奶或是母乳，已经无法提供足够的营养和热量需求。

3. 只喝流质食物的宝宝，无法训练吞咽跟咀嚼能力，吃辅食可以促进宝宝的神经肌肉和口腔发育。

4. 可以让小婴儿慢慢学习儿童及大人的饮食方式，并适应不同的食物。

4个月以前的宝宝，会出现所谓的"挺舌反射"，也就是如果将食物放在舌头中央，宝宝会用舌头将固体食物顶出嘴巴，这代表宝宝的神经肌肉还未发育成熟，再加上体内重要的消化器官——胰脏，要到4～6个月才会渐渐成熟，才能消化一些含淀粉、蛋白质成分的食物，所以给4个月以前的宝宝喂食辅食是不可以的。

宝宝到底4个月还是6个月开始吃辅食呢? 根据世界卫生组织目前的建议，理想的添加时机为6个月大，添加适当辅食之后，可以持续喂奶至2岁，但是抱持不同意见的学者大有人在。其实我个人建议是根据宝宝情况，如果挺舌反射已经消失，宝宝也不会排斥，4个月大的宝宝可以少量尝试辅食，但爸妈不必急着用辅食取代一餐母乳或是配方奶。

🖊 辅食添加的方法

有专业的医学组织针对婴儿辅食添加给了几点建议，和多数医生的观念一样。

1. 采取缓慢且渐进的导入方式，以3天的频率，一次添加一种单一成分的婴儿食品；也就是说每次只添加一种辅食，吃3天左右如果没有过敏症状，这个食物就可以继续吃；如果出现过敏症状，就暂时停止食用，改吃其他食物，导致过敏的食物要延后一段时间再尝试。

2. 选择谷物、蔬菜或是水果，可以搭配肉类混合喂食。

3. 对于高致敏的食物（蛋类、小麦、坚果及其制品、鱼类、贝类等），不必延后添加的时间，从少量开始，一次尝试一种，如果没有过敏，可以添加另一种。不过，建议第一次吃这类食物最好在家里尝试，不要在饭店尝试。

网络上有很多家长的经验分享。我就看到过这样的分享：一次准备3~7天的分量，做成冰砖，然后每次解冻一份，好处是用起来比较方便，缺点是每天都吃一样的食物，对宝宝的味觉刺激不够。

因此，现在有一派医生的想法不同：认为可以每天都换不同的辅食，只要一开始量不多，因为每次吃的量很少，不会诱发严重的过敏反应。这样宝宝可以每天换口味，身体的免疫器官也能得到训练，降低未来过敏发生的概率。

这两种做法的坚持者各执己见，医学界目前并没有达成共识，所以两种做法家长都可以尝试。

早在前几年，医生或卫生宣传员都说，由于担心孩子长大过敏概率会上升，最好等到1岁以后再添加高致敏食物。

但是，最近几年的研究有了不同的看法。根据澳大利亚大样本研究，比起1岁以后才开始吃全蛋的宝宝，在6个月大就开始吃全蛋的宝宝长大后对鸡蛋过敏的概率反而比较低。其他国家也做过类似的研究，接触辅食初期就吃鱼的宝宝，长大后对鱼过敏的概率比较低。所以现在有主张在宝宝6个月左右，免疫器官正开始通过食物认识新世界：如果故意让宝宝延迟吃所谓"高致敏"的食物，过了免疫发展的黄金期再尝试，宝宝发展成过敏体质的风险反而会增加。所以说，现在的医学观念已经更新了，只要宝宝没有出现过敏反应，让宝宝在6个月大就可以尝试"高致敏"食物。

上面提到，给宝宝添加辅食时，需要注意有没有过敏反应，皮肤和胃肠道是常出现过敏反应的地方：皮肤会起红疹，有时会瘙痒；胃肠道过敏症状表现为呕吐或是腹泻，较严重者会出现大便带血丝或黏液的大便。上面提到的过敏反应都还算可以接受；但如果出现呼吸困难、哮喘发作或是血压不稳定，就要尽快就医。

一旦遇到辅食过敏，首先应当确认是哪一种食物引起的，如果不严重，可以先停止食用这种食物，一个月之后再试；如果是严重的过敏反应，则建议1岁以后，配合医生建议再尝试会比较安全。

辅食添加禁忌

那么，哪些食物是不应当给宝宝吃的呢？

1. 牛奶及其制品

通常1岁以下的宝宝，不能用牛奶取代配方奶或是母乳。

• 牛奶含有高浓度的蛋白质及矿物质，对于宝宝还没发育成熟的肾脏来说，负担非常重。

• 牛奶里面缺乏针对宝宝设计的营养成分，包括铁和维生素C，所以有些宝宝会因为喝牛奶出现缺铁性贫血或营养不良的情况。

- 牛奶里的蛋白质可能会刺激宝宝的胃肠道，甚至造成带血丝的大便或是出现腹泻。

2. 蜂蜜

为什么不能吃蜂蜜呢？因为蜂蜜在制造过程中没办法高温杀菌，会残留肉毒杆菌。很熟悉的名词，对不对？没错，就是医疗美容诊所常打的肉毒杆菌。

肉毒杆菌可以让肌肉放松，还有除皱的作用，所以肉毒杆菌中毒的人，会全身肌肉无力，并出现便秘、吞咽困难，严重时会因呼吸肌麻痹致死。既然这么可怕，大人吃蜂蜜为什么没事呢？因为大人的胃酸比较强，可以把吃下去的肉毒杆菌消灭，可是1岁以前宝宝胃酸分泌不足，无法有效杀死肉毒杆菌，容易导致肉毒杆菌中毒。

3. 盐

特别要提到的是盐，很多网络文章都跟大家说，辅食不要加盐，主要是婴儿的肝肾并未完全发育成熟，吃太咸会对身体造成负担，也担心这么小的宝宝口味被养坏了，以后习惯吃"重口味"的食物。这样的观点是没有问题的，在1岁以内不建议宝宝接触盐。

其他注意事项

1. 如果一开始不知道要给宝宝吃什么的话，可以优先考虑米。米是公认过敏概率较低的食物，一般亚洲人的家里都有，不用特意购买。而自己用天然食材做的米糊，比市售的米精好，也不必担心有添加物的问题。有些宝宝其实是对市售米精里的添加剂过敏，但可能会让爸妈误以为是对米过敏，反而增加困扰。

2. 在添加高致敏食物时，可以分次、渐进式给宝宝添加，例如吃鸡蛋时先尝试吃蛋黄，然后再吃蛋清。通常严重过敏发生的时间在吃完食物的4小时内，最常出现在吃完的30分钟内。如果家族中有人对鸡蛋过敏，家长很担心孩子吃鸡蛋会有问题的话，可以在医院或诊所内尝试，吃完观察30分钟，没有问题再离开，这应该是最安全的做法了。

3. 家长在添加辅食时，也要注意食物质地会不会太硬。有家长把处理好的辅食冲进配方奶里给宝宝喝，这样不能训练宝宝咀嚼能力，就丧失添加辅食的一项重要作用了。最好配合汤勺喂，等到宝宝大一点，可以考虑让他吃软一点的食物，不必把所有食物打成泥状。

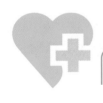

医生小叮咛

辅食添加的原则

• 世界卫生组织建议，宝宝6个月大就可以考虑添加。

• 除了蜂蜜、牛奶及其制品都是1岁以上才可以吃，或是吃了会产生过敏的食物之外，什么都可以尝试。出现轻微过敏症状的食物可以一个月之后再尝试；若出现严重过敏，要和儿科医生讨论添加的时机与方式。

• 自己用天然的食物做辅食比较好，不用担心人工添加剂导致的各种问题。

• 除了改变食材，也应考虑用汤勺喂，等宝宝大一点，可以渐渐改成软烂的食物，不要一味地只吃泥糊状食物。

5 大力水手的菠菜：
宝宝需要补充营养品吗

【门诊直播】

在网络上常被家长问到有关营养品的问题，比如宝宝需要补充铁剂或维生素吗？听说宝宝要补钙才长得高？没长牙齿是因为没补钙？宝宝可以吃益生菌吗？有医生推荐我买鱼油给宝宝吃，有必要吗？

随着宝宝慢慢长大，家长开始担心宝宝输在起跑线上，希望可以帮宝宝补充营养，尤其很多卖场销售人员的推销，爸妈觉得非常专业，也是为了宝宝好，毫不犹豫就买单了。可是这些"营养品"真的对宝宝有帮助吗？

铁剂和复合维生素

中国台湾儿科医学会曾针对婴幼儿宝宝提出的哺育建议，主要是针对维生素D及铁剂的：纯母乳喂养或混合喂养的宝宝，从新生儿开始每天给予400国际单位的口服维生素D。至于食用配方奶的宝宝，如果每日进食少于1000毫升加强维生素D的配方奶，则需要每天给予400国际单位的口服维生素D。关于补充铁剂，通常足月儿不必补充铁剂，除非确诊为缺铁性贫血，要在医生指导下合理补充铁剂。

换句话说，一般喝配方奶的宝宝，如果配方奶里已经添加铁剂及维生素D，家长不必另外补充；至于喝母乳的宝宝，建议一开始就给宝宝口服维生素D。

至于早产儿，情况就比较特殊，由于早产儿需要特别的营养素来助其正常发育，很多儿科医生会建议从孩子一出生开始就持续补充铁剂及复合维生素到1岁。

🍼 关于钙

钙应该是在儿科门诊中最常被问到的营养素之一。不知道什么原因，很多家长都有被推销钙粉或钙片的经历，销售人员给出的常见补钙理由是多补钙才会长得高，没有长牙齿是缺钙造成的……真的是这样吗？

先来看看宝宝一天需要多少钙。根据国际上的专业建议：0~6个月宝宝钙的摄取量为每日300毫克，每100毫升母乳中大概有34毫克钙，而配方奶中钙的成分又比母乳高很多，因此如果宝宝一天的奶量有1000毫升，每日钙的摄取量就已经超过300毫克了，所以6个月以内以母乳或配方奶为食物的宝宝，是完全不需补充任何钙的。至于已经开始吃辅食的宝宝，建议用天然食物作为钙的补充来源。"天然的最好"，不是吗？而且这个阶段的宝宝，奶量通常不会下降很多，所以也不需要特别补钙。

钙每日建议量

年龄	钙每日建议摄入量	钙每日摄入上限
0~6个月	200毫克	未建议
7~12个月	250毫克	未建议
1~3岁	600毫克	2500毫克
4~6岁	800毫克	2500毫克

最后要说明的是，影响儿童身高和出牙时间，遗传占了很大的因素，一般不是缺钙造成的。很多家长帮宝宝补钙以后，宝宝成长的速度并没有加快，这是因为婴幼儿每天能够吸收的钙有限，给他补充太多最后都排出体外了，还会增加身体器官的负担。

医生小叮咛

哪些食物钙含量比较丰富？除了配方奶以外，奶酪、酸奶等奶制品（1岁以后食用），绿色蔬菜中的芥蓝、西蓝花，还有豆腐等大豆制品，钙含量都很丰富，有些甚至比配方奶含量还高，可以考虑给宝宝添加，如果没有专业儿科医生的特别提示，不建议额外购买钙剂。

关于益生菌

接下来说说宝宝吃益生菌的问题。我常常反问爸妈："请问你们给宝宝吃益生菌的目的是什么？"大部分的回答不外乎是因为网络上的建议或是销售人员的推荐，信息不见得正确，所以要求证一下。那么，吃益生菌到底有没有好处呢？

根据目前比较大规模的研究结果显示：益生菌可以用来预防跟辅助治疗急性感染性腹泻，对吃抗生素引起的不良反应也有帮助，这是临床上碰到吃益生菌最常见的原因之一。至于改善婴儿肠绞痛，有一些研究认为益生菌可能有效，但仍需要更多研究来证实。益生菌其他不常被提到的效果包括可以预防坏死性小肠结肠炎，辅助治疗胃溃疡等。

很多家长都听说吃益生菌可以预防过敏，所以孩子出现过敏不吃药而选择吃益生菌，但是到底益生菌预防过敏的效果如何呢？世界各国对这方面的研究很多，虽然有些研究认为是有效的，但是也有效果不好的，最有名的就是2001年发表在《柳叶刀》的一篇文章：对于过敏高危险群孕妇及新生儿，从出生1个月口服乳酸菌直到出生后6个月，可将宝宝得过敏性皮炎的概率从46%减少到23%，日后过敏性鼻炎与哮喘却增加2～3倍。

最近的研究有没有新的看法呢？

在2015年世界过敏组织的期刊上发过一篇文章，就是《过敏性疾病预防的纲要：益生菌的角色》。这篇文章的结论是，目前并不能证实益生菌能降低儿童发生过敏的概率，不过专家认为吃益生菌在改善婴幼儿湿疹方面的确有一些帮助。因此不管是过敏高危险群的孕妇、正在哺喂母乳的妈妈，还是婴幼儿本身，想要靠益生菌来预防小朋友未来发展成过敏性疾病，依目前的研究，证据是很薄弱的。

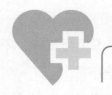

医生小叮咛

这些国际医学期刊上翻译而来的文章看起来有点难懂，简单来说，以目前的研究来看，吃益生菌对于婴幼儿的过敏性皮炎（或湿疹）会有帮助，但对过敏性鼻炎跟哮喘帮助不大。

市面上的益生菌产品一般可分为三大类。

1. 益生菌

简单来说，就是产品里面含有活菌，这些益生菌到了体内可以改善肠道环境，促进健康。

2. 益生元

这是含益生菌的食物，可以促进或是活化肠胃中的益生菌。

3. 合生元

益生菌与益生元的混合物。

至于怎么选择益生菌相关产品呢？我通常会推荐有"健康食品字号"的商品。益生菌目前被认可的疗效主要有三种：①肠胃改善功能。②辅助调节过敏体质。③免疫调节功能。家长可以根据宝宝的需求选购适合的益生菌产品。

也有家长问我："如果让孩子多吃一些酸奶类的食物有益健康吗？"答案是肯定的。这类食物可以补充益生菌，但是如果吃的量影响到宝宝吃正餐，就得不偿失了。

关于鱼油及鱼肝油

很多家长都知道要给婴幼儿吃鱼油或鱼肝油，但大多数人不知道这两者的差别是什么。鱼油的成分为 $\omega-3$ 多不饱和脂肪酸（DHA）；而鱼肝油则含有少量$\omega-3$脂肪酸及高浓度脂溶性维生素A和维生素D。

DHA对幼儿发展有何好处？可以从一个简单的科学试验看出端倪。有研究显示，若将早产儿分为三组：母乳喂养组、食用含有DHA配方奶组、食用不含DHA配方奶组，经过一段时间会发现，喝含有DHA成分配方奶的小朋友，视觉功能和智力发育表现都优于食用不含DHA配方奶的婴儿。所以长辈常说"多吃鱼会变聪明"，就是因为鱼类含有DHA，这类多不饱和脂肪酸对儿童脑部与视觉发展意义重大。

由于DHA无法由人体自行合成，因此需要从食物中摄取，母乳中就含有大量DHA，初乳的DHA含量尤其高，是最适合婴幼儿摄取的DHA来源。不过，不同国家妈妈的母乳中的DHA含量不同。研究显示，日本妈妈由于饮食习惯上吃鱼比较多，乳汁中DHA含量可高达22%，居全球第一位；而美国妈妈则相对较低，大约只有7%。因此，若希望宝宝从母乳中获得DHA，妈妈本身也要多摄取富含DHA的食物。

除了母乳之外，鱼类当中鲔鱼的DHA含量最高，其次是鲭鱼、秋刀鱼等。另外，藻类、坚果类中也含有DHA。那婴幼儿每天应该摄取多少DHA才算够呢？依照世界卫生组织在1994年公布的数据，依照体重，婴儿每天每千克应摄取20毫克DHA。不过上面提到，哺喂母乳的妈妈多吃鱼，母乳中的DHA就足够了；至于喝配方奶的宝宝，也不必太担心，许多市面上的配方奶都已经添加了DHA，含量也已足够。至于已经开始吃辅食的宝宝，老话一句，从天然的食物里就可以摄取，无须另外补充鱼油或鱼肝油。

医生小叮咛

- 以母乳或是配方奶为主食的宝宝，需要考虑补充维生素D；缺铁性贫血的宝宝应在医生指导下补铁。

- 钙的摄取从配方奶和天然的食物中吸收就足够了，出牙时间和身高问题，没必要跟缺钙关联起来。

- 益生菌对过敏的疗效，目前的证据只有在某些情况下有帮助，如果家长想尝试，建议选择有健康食品字号的商品。

- 母乳或是添加DHA的配方奶为宝宝提供了足够的DHA，开始吃辅食之后，可以从天然的食物中摄取DHA。

- 许多营养成分应该都是从天然食物中摄取比较好，除非宝宝偏食很严重，并表现出营养不良的症状才需要补充营养。这时候可以寻求儿科医生或营养师的建议，适度补充相关营养素，吃多了反而增加身体的负担。

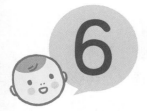

6 宝宝的身高、体重知多少

门诊直播

一位妈妈带着5个月大的宝宝到门诊打疫苗，顺口问："陈医生，为什么我的宝宝看起来比邻居4个月大的宝宝还小？婆婆总问我是怎么养的，让我感觉压力很大。宝宝是不是营养不良啊？"

…… ……

常常被问到宝宝身高、体重的问题，很多长辈认为宝宝就应该养得白白胖胖的才叫养得好。其实过胖的婴幼儿，长大后罹患糖尿病、心血管疾病的风险比较高。

一般宝宝的成长状况

由于许多家长不清楚什么样的身高和体重才叫正常，最常见的做法就是参考相同年龄宝宝做比较，如果参考范本是一个年龄比较小又过胖的宝宝，相比之下就显得自家宝宝好像又矮又瘦，爸妈的压力就比较大。

我通常都会跟家长说："一个出生2000克的宝宝跟一个出生3500克的宝宝来比较身高和体重，立足点不平等，不是吗？"或者说："一位爸爸身高180厘米，另一位爸爸160厘米，小朋友长大后的身高自然有差别啊。"所以若是和其他小孩比较，得到的结果是非常不准确的。

🍼 生长曲线图怎么看

至于该如何评估宝宝的身高、体重，还有头围呢？基本每本宝宝手册上面都有《儿童生长曲线图》。首先要选择是男孩版本还是女孩版本，每次到医院做新生儿体检和打疫苗时，医院都应该帮宝宝测量身高、体重、头围，并且标记上去。

使用的方式很简单，图表左边和右边的纵轴代表的是身高或是体重，图表底下的横轴是年龄，只要将宝宝的身高（体重、头围）跟年龄对上去，就会落在图表上的某个位置。图中有五条曲线，分别代表97th、85th、50th、15th、3rd这几个百分位数。简单来说，如果落在97th百分位数的那条线上，代表宝宝的身高（体重、头围）在100名宝宝里面，算是前面第3名；如果落在15th百分位数那条线上，就代表是第85名，名次越靠前，代表宝宝的身高、体重和头围越高；当然位置常常不会刚好落在线上面，如果落在15th到50th百分位中间，就代表身高（体重、头围）是50到85名之间，算是中间偏下。

一般家长的心态，当然会希望落在97th那条线附近，就好像考试得到前三名，家长会非常高兴；不过对医生而言，通常大于97th百分位（就是在97th那条线以上）或是小于3rd百分位（就是在3rd那条线以下），代表过胖（高）或过瘦（矮），都可能存在异常状况，需要做检查，排除罹患疾病的可能。

那如果落在3rd到97th百分位之间，就都正常吗？也不能这么说，通常医生会建议自己跟自己比。什么意思？我们知道每个宝宝出生时的头围、身高和体重都不同，所以立足点不同，如果出生时是在85th百分位，到4个月或是6个月还是85th百分位，代表宝宝的营养跟生长都是适当的。如果本来是85th百分位，养到后来变成15th百分位，这时候就要评估宝宝可能出了什么问题：是因为生病造成体重下降，还是宝宝喂食困难引起的，需要请医生评估并寻求解决方法。

什么是生长迟滞

简单来说，我们将长得比较矮、比较瘦或是越长越慢的宝宝，称作"生长迟滞"。医生通常怀疑什么样的孩子有生长迟滞的情况呢？

1. 身高或是体重低于3^{rd}百分位。

2. 身高或是体重对照理想的身高体重少20%。

3. 身高或是体重下降两个百分位（例如从97^{th}下降至50^{th}，或是85^{th}下降至15^{th}百分位）。

2岁以下的婴幼儿与2岁以上儿童，产生生长迟滞的原因并不相同。2岁以下出现的原因大致可分为三大类。

1. 营养摄取不足

可能是家长喂奶的方式有问题，或是宝宝存在胃食管反流，容易呕吐，也可能是宝宝吸奶力气或是吞咽功能异常，出现了厌食、肠胃道问题（例如胀气、便秘等）导致营养摄取不足。

2. 营养吸收不好或是流失严重

可能是乳糖不耐症、牛奶蛋白过敏、慢性腹泻等疾病导致的营养吸收不足或流失严重。

3. 营养需求高或是代谢有问题

甲状腺功能亢进（以后统称甲亢）、心脏病、恶性肿瘤、慢性肺病、反复感染或是慢性发炎等疾病皆可能造成这种情况。

2岁以下婴幼儿如果出现生长迟滞的现象，应该及早寻求专业医生帮忙。如果发现是喂奶量不足，要先评估是不是母乳量不够，或是喂养方式有问题；如果是孩子吸奶的力气比较小或是吞咽的功能比较差，则可能是神经肌肉的问题，寻求小儿神经科医生评估；如果是胃食管反流引起的溢奶，可以改成少量多餐的喂奶方式，如果仍不能解决，则考虑药物治疗。

至于宝宝如果容易胀气或是慢性腹泻，则要考虑乳糖不耐症、牛奶蛋白过敏或是感染等因素，这时候改用特殊配方奶（无乳糖配方奶或是水解蛋白配方奶）可能会有所帮助。如果这些方式都无法改善，或者宝宝的进食都没有问题，就是有生长迟滞的现象，就需要寻求儿科医生的帮助，安排进一步的身体检查，排除疾病的可能。

7 从便便看健康：
什么样的便便算异常

在门诊常常遇到家长来询问宝宝便便问题，像是"陈医生，宝宝大便看起来绿绿的，是被吓到了吗""宝宝刚出生，边喝奶边解大便，这样是拉肚子吗""宝宝一个星期才解一次大便，这是便秘吗""听说吃益生菌可以改善便秘，真的吗"……

吃喝拉撒睡是所有人的日常，宝宝吃得好、睡得好、大小便都顺利，爸妈很多烦恼就没有了。在门诊碰到很多家长，大家的研究精神还真让我佩服：除了记录小宝宝大便的颜色、次数、味道以外，还会给便便拍照，甚至带着好几包纸尿裤给我看。不管是新鲜的便便，还是便便的"遗照"，对我来说已经见怪不怪了。

"仔仔惊着吐奶拉青屎"这是很多长辈的熟识，也就因此以为，绿色大便应该是宝宝受到惊吓了，其实并不是这样。宝宝的便便，因为喝不同的奶可能会有不同形态，喝母乳可能是解金黄色的稀大便，颗粒比较稀少，闻起来有一点酸味；喝一般配方奶，大便成形，颗粒比较大；若是配方奶里面铁含量比较高，大便可能会偏绿；至于喝水解配方奶，便便可能呈糊状。

不过每个小孩的胃肠道还是有差异的，不见得跟上面说的完全一样。所以绿色大便可能只是跟配方奶的配方有关，有时在宝宝肠胃发炎的时候也会解出绿色大便，那是因为食物或是配方奶的矿物质没办法吸收，直接经由粪便排出，这也不是惊吓导致的。

如果宝宝出现带血丝或黏液（像鼻涕一样）的大便，最常见的原因是两种。

1. 胃肠道过敏，喂母乳的妈妈吃了一些高致敏食物（例如牛奶、海鲜等），或是宝宝因更换配方奶品牌，而出现血丝便或黏液大便，很可能就是胃肠道过敏所引起的，一般医生会建议换成水解蛋白配方奶或是限制妈妈吃高致敏食物，通常可以得到改善。

2. 细菌性胃肠炎，最常见的致病菌为沙门氏菌，如果合并高烧或是严重腹泻，一定要尽速就医。严重时可能会引起脑膜炎、骨髓炎，甚至死亡，不可不慎重。

案例分享

1个月大的宝宝因为皮肤看起来黄黄的，到门诊就诊。医生发现他有黄疸的现象，经过询问，妈妈提到宝宝的大便看起来像黏土的灰白色，诊断后发现是胆道闭锁。宝宝在手术之后情况并没有明显改善，最后经过肝脏移植才捡回一命。

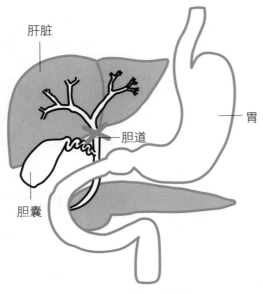

肝脏

胃

胆道

胆囊

胆道闭锁症示意图

胆道闭锁是什么

　　胆道是把肝脏分泌的胆汁及配运送到十二指肠的通道。简单来说，胆道闭锁就是胆道不通。发生原因目前不是很清楚，胆汁因为无法从肠道排出体外，最常出现的症状便是持续的黄疸跟灰白色大便，发病的时间通常从出生到2个月大，治疗的方式是以手术建立通道，将肝脏分泌的胆汁排到小肠去。如果手术之后效果不佳，就得考虑肝脏移植治疗。

　　因此，如果家长发现宝宝的便便是灰白色，务必请医生检查。

🖊 关于便便的频率：宝宝多久解一次便算正常

关于大便次数的问题，新手爸妈会发现，刚出生的宝宝有时候会边喝奶边解大便，感觉好像没有吸收一样，这是胃肠道功能还没有发育成熟，等到出生后3~4个星期，通常会有所改善。所以只要食欲很正常、体重增加没问题，不必担心宝宝的吸收问题，只是纸尿裤会换得勤一些。有些妈妈会问我："喝母乳解的大便都是糊糊水水的，一天也解好几次大便，我怎么判定宝宝是不是腹泻呢？"我们都会教家长"自己跟自己比"，也就是看宝宝之前一天解几次大便，如果次数比以前多，味道比以前酸臭，状态比以前更稀，就可能是腹泻了，这时候建议向医生求助。

接着来说明，当婴幼儿发生便秘时，家长该如何处理，什么情况下需要送医院就医。

🖊 针对4~6个月的婴儿

以喝奶为主食，还没开始添加辅食的宝宝通常不会有便秘的问题。

但神奇的是，一样是喝母乳的宝宝，有人一天解七八次大便，也有人两个星期解一次。有一种说法是母乳很容易吸收，所以剩下的渣渣比较少，宝宝大便次数就会变少。是否这个每天解七八次大便和两个星期解一次大便，都可能是正常的，重要的是品质。如果每天都解大便，可是大便很硬，可能造成出血或是肛门裂伤，甚至宝宝因此而疼痛哭闹或拒解大便就要请医生检查、处理；如果每次大便都软软的，宝宝不会因为没有大便就腹胀、腹痛或是食欲不振，即使2个星期解一次便，也不必紧张。

✐ 针对6个月以上的宝宝

至于已经开始吃辅食的宝宝便秘，绝大部分是跟食物有关，当宝宝便秘时家长处理的方法如下。

1.提供适当的水分

水可以帮助软化大便，有一部分宝宝便秘的原因是摄入水分不足，可以观察宝宝换纸尿裤的次数跟纸尿裤的重量来判断水分摄取量够不够（但是请注意，不要用大量喝水来改善便秘）。

2.膳食纤维摄入不足

如果宝宝只摄取富含蛋白质的食物，忽略掉膳食纤维，很容易出现便秘。对于只喝流质食物的宝宝，可以给他喝100%新鲜的果汁（李子、苹果或梨都很好）；对于6～8个月大的宝宝，每天摄取60～120毫升；而8～12个月的宝宝，建议每天摄取180毫升左右的新鲜果汁。至于已经可以吃固体食物的宝宝，则可以用谷类取代精米，并摄取富含膳食纤维的蔬菜和水果（杏、桃、红薯、梨、李子、蚕豆、豌豆、西蓝花、菠菜等）。

不过，美国儿科医学会建议，1岁以下宝宝不要喝果汁，这主要是指市售的果汁。由于糖分偏高，可能导致摄取过多的热量，造成体重不正常增长，也可能影响宝宝的正餐，或是出现龋齿。因此才会建议1岁以下孩童禁喝果汁；1～3岁孩童，每天果汁饮用量不超过120毫升；4～6岁孩童，每天果汁饮用量在120～180毫升；7岁以上，每天果汁饮用量不得超过240毫升。但是，如果是自制的新鲜果蔬汁或是直接吃蔬菜水果，就没问题。

3.脂肪摄入不足

脂肪摄取不足也可能造成便便比较干硬的一个原因，可以在食物中添加几滴葵花子油、大豆油或椰子油，对缓解便秘会有帮助。

有些医生或药师会推荐益生菌给便秘的宝宝食用，说益生菌可以"辅助"宝宝排便。但是如果膳食纤维摄取不够的话，吃再多的益生菌也不会有效，所以有厂商针对这点，把乳酸菌加入活寡糖（是一种益生元，也就是乳酸菌的食物，可以帮助乳酸菌生长），再加入膳食纤维，就成了改善便秘的益生菌产品。不过我还是强调，天然的最好，多摄取新鲜的果汁、果泥和蔬菜泥，加上益生菌的辅助，才是改善婴幼儿便秘的好方法。

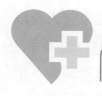

医生小叮咛

从宝宝大便的次数，不能判定是否便秘，最重要的是大便的品质，对于6个月以下，以喝配方奶为主的宝宝比较容易出现便秘。当宝宝发生便秘，可以考虑改用针对便秘设计的配方奶，或许就可以改善便秘。

对于已经开始吃辅食的宝宝，如果发生便秘，原因多是来自食物，可以给宝宝食用富含膳食纤维的食物或添加优质的食用油来改善症状。

8 大象的长鼻子：
男宝宝的生殖器如何照顾

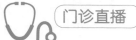

门诊中常有男婴的妈妈问我：

"医生，我家宝宝包皮好像比较长，需要割包皮吗？包皮好像和阴茎分不开，要怎么处理呢？"

"要不要把包皮退开来清洗？"

"宝宝的包皮退不下来，怎么办？"

…… ……

很多妈妈认为男宝宝的生殖器照顾起来有点棘手，甚至都不知道怎么清洁。拿这些问题问爸爸，可能也得不到确切答案，应该没有人记得包皮何时退下来，因为都是小时候的事了。

所以我还是说明一下这个在门诊上常常被问到的问题。

先来说说"包茎（就是指包皮退不下来的情况）"可能产生什么问题呢？可能会出现尿道感染，龟头或包皮发炎和解尿不顺的情况，那是不是需要割包皮呢？一般而言，这种情况到了三四岁就会消除（但也有研究指出，50%的男童到1岁时包皮就会退下来，90%在3岁左右，99%在17岁）。所以，如果到了5岁后还有包茎状况，同时反复尿道感染、龟头或包皮发炎，或是有解尿问题的话，就需要请医生处理了。

以前处理包茎的问题需要开刀，现在大多数都是使用药膏，可以减少80%动手术的机会。一般使用药膏的成分是类固醇，一天两次，维持2～4个星期。因为是局部使用，所以不会有全身性的不良反应，不必太担心。

一旦包皮可以退下来，就得帮小孩清洁，请注意是轻轻退下来，用清水冲洗就好。如果包皮退不下来，千万不要勉强退下来，否则很容易造成撕裂伤，以后容易感染，小孩也会有阴影。至于要不要一定把包皮翻下来清洗，医学界目前看法各有不同。有些人因为包茎的缘故，小时候并没有把包皮翻下来清洁，其实也不会总出现尿道感染。因此目前的共识是，如果孩子反复出现尿道感染，找不到特别的原因，这时候就需要注意，如果有包茎的问题，应该寻求医生的帮助。

至于另外一个常被问到的问题："需要割包皮吗"，先来了解一下"割包皮"有什么好处和坏处吧。

割包皮可能的好处

1. 降低尿道感染的机会

有研究指出，割过包皮的宝宝比起没有割包皮的宝宝，罹患尿道感染的机会低。幼儿的尿道感染，很容易造成宝宝发高烧，需要进行抗生素治疗。

2. 减少罹患一些癌症的机会

通常阴茎的癌症非常少见，有些研究指出，割过包皮的成人，罹患阴茎癌的概率也比较低。至于最常被提到的女性的子宫颈癌，有些人认为和配偶没有割包皮有关。不过上面提到的这些癌症，都可以通过适当清洁及打宫颈癌疫苗来解决。

3．减少龟头发炎的机会

适当清洁一样可以降低发炎的机会。

4．减少某些性病的机会

根据研究，割过包皮的男生感染艾滋病病毒、人乳头瘤病毒（和妇女宫颈癌有关）等的概率比较低。但是有趣的是，割过包皮的男生罹患淋病、梅毒的概率反而比没有割包皮的人高，推测原因是缺少包皮的保护。所以想要用割包皮来预防性病，倒不如寻找安全的性伴侣及使用安全套来得有效。

5．清洁较方便

没有割过包皮的男生藏污纳垢的空间比较多，所以需要仔细清洁。

割包皮的坏处

1．手术时的并发症

手术伤口出血、感染、麻醉等风险都非常高。

2．手术后的问题

有些人包皮割得太短，会造成生殖器外观变形，勃起时疼痛，伤口结痂也会因为摩擦疼痛。

现在帮新生儿割包皮的现象并不常见，且大部分出于宗教因素。而美国儿科学会曾经建议："割掉孩子的包皮，是'多此一举'，没有什么实质意义。"虽然在新生儿时期割包皮的确比较好照顾，但是这个时期没有什么需要割包皮的理由。另外一个较好的时机，应该是十七八岁，心智及器官都已经发育成熟，身体状况能承受手术后的不适，也可以好好照顾自己的伤口，感染的概率比较低。

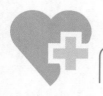

医生小叮咛

　　其实割包皮的好处，大多数只要仔细清洁就可以取代了，没有必要割包皮。割包皮，会让宝宝冒手术的风险及后遗症，家长应好好考虑，并和儿科医生协商后再做决定。

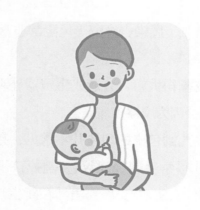

9 一暝大一寸：宝宝的睡眠时间

"请问医生啊，我看网络上有很多文章，建议宝宝应该一天睡满16小时，可是我家小宝睡不到这么长时间怎么办？宝宝睡得很安稳，需要叫起来喂奶吗？什么时候该开始训练宝宝睡整夜？"

我相信对于喜获麟儿的父母亲而言，只要宝宝睡得好、吃得好，家长的烦恼就少一大半。因此如何让宝宝好好睡觉，就成为家长头痛的事情之一。

先来看看每个年龄层需要的睡眠时间。2015年，世界睡眠基金会的建议如下。

每个年龄层睡眠时间表

年龄	建议睡眠时间	可能适合的睡眠时间
0～3个月	14～17小时	11～13小时或是18～19小时
4～11个月	12～15小时	10～11小时或是16～18小时
1～2岁	11～14小时	9～10小时或是15～16小时
3～5岁	10～13小时	8～9小时或是14小时
6～13岁	9～11小时	7～8小时或是12小时
14～17岁	8～10小时	7小时或是11小时
18～25岁	7～9小时	6小时或是10～11小时
26～64岁	7～9小时	6小时或是11小时
65岁以上	7～8小时	5～6小时或是9小时

从上表就可以看出，其实每个人在不同阶段需要的睡眠时间不太一样，所以建议的睡眠时间只是一个范围，并不是绝对值。

很多人会说，在网络上看到文章，0~3个月的宝宝要睡满16个小时，这样生长发育才健康。可是宝宝都睡不到这么久怎么办？我常常笑说："宝宝就是睡饱了啊！难道他只睡了13小时，您要一棒把他打昏让他睡吗？"

常听说有的伟人一天只睡三四个小时，他们清醒的时候其实也不会神志不清，处理不了事情，对不对？所以说，每个宝宝的睡眠时间需求都不一样。那怎么确定宝宝的睡眠是否够了呢？其实就跟宝宝有没有吃饱一样，如果宝宝的身高和体重都随着他既定的生长曲线上升，就代表他的睡眠时间足够了。

宝宝睡眠少的原因

对于睡眠时间比较少的宝宝，家长应该先了解，是不是有什么原因造成宝宝睡不好。

1. 睡前吃太饱或吃不饱

有些宝宝睡觉前喝太多奶，可能会造成腹胀，不舒服；也有可能是喝的奶量不够，宝宝感觉饥饿。这两种情况都可能导致宝宝睡不好。以前在急诊遇到过，爸爸妈妈很紧张地抱着新生儿跑来，说宝宝不知道什么原因一直哭，结果检查半天也没有发现异常，最后请家长喂奶看看，结果宝宝喝完奶就乖乖睡着了。

2. 衣服穿太多

宝宝哭了，很多爸妈习惯看一下纸尿裤，纸尿裤太湿了，宝宝会感觉不舒服。其实衣服穿太紧、穿太多。棉被太厚或是太重，宝宝也会不舒服，导致睡不好。

3．肠胃不舒服

宝宝半夜常常惊醒或哭闹，也有可能是肠胃不舒服，最常发生的是婴儿肠绞痛。这时候可以询问医生，寻求解决之道（肠绞痛的症状与照顾请见第83页）。

4．婴幼儿湿疹或是过敏性皮炎

检查宝宝身上是不是被蚊虫叮咬了或者是否有过敏性皮炎。湿疹、蚊虫叮咬、过敏性皮炎导致身体痒而睡不好，这时候就得考虑用药。

看完上述内容，很多家长会问我："所以不用管宝宝睡眠，他想要睡就让他睡，他想要醒着玩就让他玩，这样总可以了吧?"这样也是不好的，我想很多专家的看法应该都一致：宝宝的睡眠应该"尽量配合大人的作息"，否则虽然宝宝睡眠时间足够了，但如果总是日夜颠倒，家长照顾起来很辛苦，而且对宝宝养成良好的作息习惯也不好。

宝宝的睡眠训练

对宝宝进行睡眠训练，其实有一些方法可以参考，就是建立日与夜的作息。通常爸妈都希望宝宝晚上可以一觉睡到天明，但一般新生儿连续睡觉的时间四五个小时就是极限了；2个月以上，有的宝宝就可以连续睡七八个小时了，如果能建立日夜的作息，爸爸妈妈在晚上就可以好好睡一觉。

一般建议的做法如下，家长可以试试看。

1．让宝宝清楚分辨白天和晚上的活动

为了让宝宝分清楚白天还是晚上，建议家长只有在白天才陪宝宝玩。如果白天宝宝在睡觉，不要让他睡觉超过4小时。如果宝宝一整天喝够了奶，晚上睡得安稳时，就不必叫他起床

喝奶。白天为了不要让他睡太多,可以尝试在宝宝睡得时间太长时叫醒他。

2. 运用灯光让宝宝区分白天和晚上

灯光可以让宝宝知道现在是白天还是黑夜,所以晚上起来喂奶或是换纸尿裤时,尽量不要开大灯,也不要跟宝宝有太多互动,速战速决就好。白天则可以在换纸尿裤或是喂奶时,跟宝宝互动、玩耍,这样容易让他区分白天和黑夜。

3. 建立固定的作息模式

家长应该建立固定的作息模式,例如几点关灯,几点放音乐,为宝宝建立良好的睡眠环境。注意,卧室的婴儿床应该是睡觉的地方,尽量避免白天在婴儿床上与宝宝玩耍,这样会让宝宝明白,躺在床上就应该睡觉了。

4. 尽量睡前喂奶

晚上尽量在宝宝睡觉前喂奶,这样可能就不必半夜起床喝奶了。在戒夜奶的阶段,可以渐渐减少半夜那一餐的奶量,也可以让宝宝养成好习惯。例如,每次洗完澡就让他睡觉,到睡觉时间就关灯。

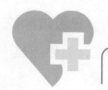

医生小叮咛

家中有个睡得好而且配合爸妈作息的宝宝,是爸妈的幸福。虽然有些宝宝天生就属于好养的,有些则是高需求宝宝,爸妈很容易手足无措。但其实宝宝的睡眠可以经训练养成好习惯,至于每个宝宝睡眠需要的时间都不同,如果身高、体重都有按照生长曲线增长,爸妈就不必太在意宝宝到底睡了几个小时。

10 宝宝长大了，如何戒掉夜奶和纸尿裤

很多爸妈都关注如何让宝宝戒掉夜奶，因为关系家长的睡眠时间。市面上教导戒夜奶的书籍很多，但是其实没有标准的做法，所以很多爸妈无所适从。家长也很关心宝宝自己如厕的问题。以下是我对于各种戒夜奶和戒纸尿裤方式的看法，提供给各位家长做参考。

其实能不能成功戒掉夜奶，最重要的是"孩子一天喝的奶量是否够"。如果白天的奶量足够，晚上自然可以戒夜奶；如果宝宝白天的奶量摄入不足，或是每2～3小时仍需要喂奶一次，这时候戒夜奶的时机就还没有成熟。如果宝宝白天的喂食时间可延长到4小时一次，奶量也符合一整天的量，就可以考虑给宝宝戒夜奶了。

定时定量法

这是"百岁医生派"的方式，采用定时定量喂奶。例如，早上6点，早上10点，下午2点，晚上6点，晚上10点喂奶，晚上10点以后即使宝宝哭了也不喂奶，这个方法有点像是军事训练，提早建立宝宝规律的生活作息。缺点是有些儿童发展专家认为宝宝长时间哭闹，不利于未来的人格发展。另外，由于宝宝哭闹，有时候会有呛奶的风险。也有人使用这个方法，把

宝宝放在另外一个房间，而没留在宝宝身边，竟造成婴儿猝死。所以家长若使用这个方法，千万记得留在宝宝身边，切勿自己睡自己的。

🍼 睡前增加奶量法

有些爸妈会采用睡前增加奶量的方法，希望宝宝晚上睡眠时间可以延长一点，通常建议睡前那一餐增加10%~20%。虽然听起来很合理，但宝宝的胃容量是有限的，睡前增加奶量，宝宝不一定喝得完。如果硬增加奶量，反而提升夜晚溢奶的风险。半夜爸妈都睡着了而没有发现宝宝溢奶，宝宝可能会有窒息的危险。为了安全起见，建议本来就容易溢奶的宝宝不要采用这种方式；或者睡前奶量从5%开始慢慢增加。

🍼 温和戒夜奶

当宝宝半夜啼哭时，不要立刻喂奶，可以稍待5分钟，之后延长至10分钟，然后半小时……通过延长等待时间，将晚上的喂奶时间循序渐进地拉长到天亮，这样家长就不必看着宝宝哭太久。很多人采取这个方式戒夜奶。

🍼 顺其自然法

这个方法就是等宝宝自己年龄到了，顺其自然地戒掉夜奶。不过，爸妈也不是什么都不做，建议在晚上喂奶时只开小灯，并且只做喂奶这件事就好，不要陪宝宝玩或者有过多互动，主要目的是帮他建立日夜的时间概念，白天喂奶时可以和宝宝互动多一点，但晚上就纯粹喂奶，喂完奶拍完嗝，立刻把宝宝放回去睡觉，顺其自然帮助宝宝戒夜奶。

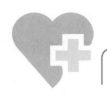

❥ 戒纸尿裤的条件

　　等宝宝再长大一点，大概2岁就可以开始训练宝宝自己如厕了。

　　自己如厕代表宝宝成长的里程碑，到了离开纸尿裤这一天，爸妈会很明显觉得宝宝长大了。但是这件事不能太勉强，很多爸妈过于勉强，反而造成宝宝对排泄这件事有压力，出现频尿、憋尿或是不敢上厕所的情况。所以还是应该顺其自然。

　　什么样的情况下开始训练宝宝自己上厕所呢？通常要有以下几个条件。

　　1. 宝宝能通过语言表达上厕所的意愿。

　　2. 宝宝能够明白爸爸妈妈的指令。

　　3. 宝宝可以说他要大小便了。

　　通常有上述三种情况，大概就可以考虑训练自己上厕所了，而因为控制大小便的肌肉与神经通常在2岁左右发育成熟，所以训练宝宝自己上厕所的年龄通常在2岁以后。

❥ 戒纸尿裤之前的准备工作

　　1. 首先要帮宝宝准备小马桶，放在固定的地方，让宝宝将小马桶与"排泄"产生关联。不要将放小马桶的地方换来换去，这样宝宝自己上厕所的成功率低。

2. 观察宝宝大便或是小便前的征兆和时间，记录下来。例如，通常饭后一小时大便，就知道在什么时间适合训练了。

3. 教导宝宝上厕所时使用小马桶。

4. 使用道具辅助。例如训练尿尿的书本、娃娃或是亲身示范，都可以。

5. 一旦训练成功，可以让宝宝改穿一般的小内裤，也可以使用戒纸尿裤的训练裤。如果是一般的小内裤，建议家长给布沙发、床垫等家具做好保护措施，不然清洗起来很麻烦，而且容易产生负面情绪并影响宝宝。

6. 如果宝宝换穿小内裤后出现憋尿、频尿或是拒绝大便的情况，爸妈可以让宝宝换回纸尿裤，过几周再尝试，千万不要让宝宝因为戒纸尿裤而产生压力。

7. 爸妈永远都要有正面的心态，千万不要用责难的方式对待宝宝。如果宝宝已经准备好，但家长在心态上还没有准备好，宁可晚点训练。建议不要选在父母双方都很忙碌的时候训练，这样很容易产生负面情绪。

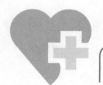

医生小叮咛

训练自行上厕所的前提，除了评估宝宝是否准备好以外，家长自己也要准备好，永远都要持正面的态度，避免负面情绪影响宝宝。最好为家具做好保护措施（例如使用防水保洁垫），可减少因为清洗带来的负面情绪，也可以减轻父母的工作量。如果宝宝或家长尚未准备好，延后训练时机会是比较好的选择。

11 可以帮宝宝清理耳屎吗

"医生，我不会帮宝宝清耳屎，可以帮他清吗？宝宝需要定期清耳屎吗？耳屎都溢出耳道了，是不是很脏啊？会不会影响听力？"

在解答问题前，先说明一下耳屎是什么。

耳屎是什么

耳屎又称作"耳垢"，是皮脂腺及耳垢腺的分泌物混合外耳道剥落的上皮细胞。以前我在帮小朋友清耳屎时，常常有妈妈会跟小朋友说："你看你耳朵好脏喔，这么大的耳屎！"

但其实耳屎有杀菌抑菌的功能，覆盖在外耳道上，可以保护耳道皮肤免受伤害，预防感染，避免创伤和异物进入。这样看起来耳屎是保护耳朵的好东西，可惜当初不知道什么原因叫作"耳屎"。很多家长误以为耳屎是脏东西，没有清耳屎代表耳朵很脏，尤其是耳屎"满"到掉出来，更觉得不能接受，其实是不对的。

根据研究，有八成属于"干耳屎"，另外两成属于"湿耳屎"。所谓的湿耳屎，其实是皮脂腺及耳垢腺分泌量较多，耳屎就会呈现比较潮湿的状态。反之耳屎如果都是干干的片状或是硬块状，就称作"干耳屎"。不论是哪种耳屎，一般都不需要清洁，耳屎会从耳道往外堆积，借助张口、咀嚼等动作或是头转向侧边，自然从耳道排出，不过婴幼儿的耳道结构较为狭小，所以自然排出比较难。

🍼 一般人对于耳屎的担忧

一般家长觉得需要帮宝宝清洁耳屎的原因有三。

1. 觉得耳屎是脏东西，要处理掉来保持耳朵干净。
2. 觉得耳屎塞住耳道，担心影响听力。
3. 担心耳屎塞住耳道，宝宝会觉得不舒服。

第一个担忧，前面已经解释过了，应该是"命名"的问题，使得耳屎被当作"脏东西"看待，其实不然。

第二个常见的担忧，是担心耳屎太多会影响听力，其实耳屎松松地塞在耳道，通常不会影响听力。有些家长用错误的方法清洁，比如用棉花棒往内推，结果使得耳屎往深处塞得又深又紧，反而影响听力。

第三个担忧，是担心耳屎会让宝宝不舒服，有人误以为耳屎会造成宝宝不舒服，所以一直抓耳朵。其实不然，通常耳屎不会造成宝宝不舒服，只是当洗澡时弄湿耳朵，耳屎吸水膨胀会造成耳朵被塞住，如果宝宝因此而哭闹不安，则可以请医生协助处理。

我想大部分儿科医生或是耳鼻喉科医生，都不太建议家长自己帮婴幼儿清耳屎，主要是安全性的问题。我还记得小时候大人帮我清耳屎的印象，感觉很温馨，清理完觉得很舒服，可是不小心弄破皮会流血，痛很久。其实我看病时用耳镜检查小朋友的耳朵，常常看到外耳道有结痂的伤口。由此可知，清理耳屎是需要专业技巧的，尤其帮婴幼儿清耳屎更是困难：由于耳道特别狭小，再加上宝宝通常没办法配合，要小朋友乖乖待在那让大人协助清理，简直是天方夜谭。

以前还发生过妈妈帮宝宝清耳屎，结果弄伤耳膜，急忙抱着宝宝冲来急诊的事情。所幸这一类的意外事件一般不会伤及听力，不过总会让家长"吓破胆"。

需要清理耳屎的情况有哪些

1. 宝宝觉得耳朵不舒服。
2. 怀疑有中耳炎，医生需要清除耳屎看清楚耳膜。
3. 外耳发炎，清除耳屎可以帮助给药及帮助分泌物排出。

临床上我们帮宝宝清洁耳屎最常见的原因，就是他莫名其妙地哭闹，或是担心中耳发炎，耳屎挡住耳膜看不清楚，才会考虑帮宝宝清耳屎。医生清耳屎通常都是在光源充足的地方，同时配合适当的设备，还需要有人帮忙固定宝宝头部。如果宝宝无法合作，有时还要依靠麻醉才可以安全清出耳屎。爸爸妈妈想靠自己一个人帮宝宝清耳屎，危险性是非常高的。

一般人会使用棉棒塞入外耳道，把耳屎往内推挤，压得更密实，耳屎反而排不出来。我通常建议只要清洁外耳郭的部分，可以使用棉棒或是纱布，沾点清水或是凡士林，清洁掉出耳道的耳屎就可以了。至于坊间很流行的粘耳棒，长得像棉棒，可是头部的位置不是棉花，而是黏着剂，号称"可以把耳屎粘出来，除了不会刮伤耳朵，也不会把耳屎越推越里面"，只是上头黏着剂的成分不明，不知长期使用会不会伤害到外耳道的黏膜，同时黏着剂如果残留在耳道，会影响耳道绒毛的清洁功能，也曾有人使用之后出现中耳炎。

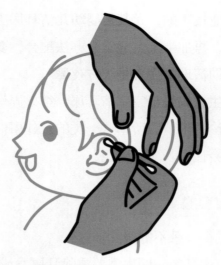

在家正确清洁外耳郭的方式

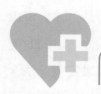

医生小叮咛

从前面的说明中可以了解到，耳屎是不需要特别清除的。大部分家长清耳屎的方式或多或少都有风险，如果坚持要替宝宝清耳屎，可以寻求医生的帮助。但又不想一天到晚跑医院去找医生处理这类问题的话，我个人认为使用耳朵滴剂是比较安全的做法。滴剂可以溶解耳屎，让耳屎自然流出，这样可以避免弄伤耳朵。

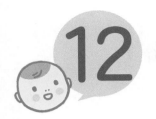

12 不能这样照顾婴幼儿

2个月大，本来健健康康的小毛，从出生开始就趴睡，有一天妈妈发现，小毛嘴唇发黑，口吐白沫且没有呼吸，经急诊室医生努力抢救，依然宣告不治，判断应该是"婴儿猝死综合征"。

现在有一些爸爸妈妈或长辈带小孩，还是沿用传统的方法，但随着时代与医学的进步，许多育儿观念已经渐渐改变了，很多不当行为容易让宝宝陷入危险。其中，比较常见的包括趴睡或侧睡，穿太多，亲吻，三手烟，戴平安符，用学步车等，至于这些行为有什么风险呢，下面我来综合说一说。

造成婴儿猝死综合征的因素

简单来说，出生1~12个月的宝宝死亡，经过鉴定找不出确切的疾病及原因，就符合婴儿猝死综合征的定义。发生的高峰期在宝宝2~4个月大，有90%的病例出现在6个月以前，通常发生在睡眠的时候（时间落在午夜至早上6点间），发生之前通常没有什么异常症状。

既然称为婴儿猝死综合征，其实就是原因不明，不过目前认为很多因素可能会增加婴儿猝死的概率。

1. 趴睡或侧睡

从1992年开始，就有专家发现趴睡会增加婴儿猝死综合征的概率，因此美国儿科学会很久之前就建议，婴儿应该采用仰睡的姿势，这样可以降低婴儿猝死综合征50%的危险。至于侧睡，因为很容易翻成趴睡，所以也不建议。

2．与父母共睡一张床

曾经有学者研究，婴儿与父母共睡一张床，可能会使发生婴儿猝死综合征的概率增加5倍。有人认为可能是父母熟睡以后，会不小心让棉被捂住宝宝口鼻或是翻身压到宝宝。

3．柔软的床铺、棉被及枕头

这些柔软的东西有可能捂住宝宝的口鼻引起窒息。有研究指出，过于柔软的寝具可能使婴儿猝死综合征发生的概率增加。

4．穿太多衣服或盖太多棉被

有学者发现，这些因素跟婴儿猝死综合征有关。

5．用安全座椅睡觉

采用坐姿睡觉会增加胃食管反流的机会，也可能妨碍宝宝的呼吸。美国儿科学会建议，宝宝在车上时应该使用汽车安全座椅，但是下车后不应该把安全座椅当成睡觉的床铺。

绝对要避免的不当行为

就婴儿猝死综合征而言，家长一不小心，就可能做了很多危险的不当行为。

1．趴睡或侧睡

传统上家长认为趴睡头形比较好看，如果宝宝趴睡时睡得比较安稳，家长一般愿意宝宝趴睡，但往往会忽略婴儿猝死综合征的危险，甚至有些家长跟我说，大人一直在旁边看着啊，或是在使用宝宝监视器，怎么可能发生猝死呢？

在这里跟大家分享一个很久以前在医院发生的事件：曾经有宝宝因为黄疸到医院接受蓝光治疗，身上接着心肺功能监视器，因为宝宝有尿布疹，所以护士让宝宝趴睡后就去忙别的工作了。过没多久，就听到警报器大响，医生冲过来发现宝宝没有呼吸心跳，立刻进行心肺复苏才救回来。想想看，在医院里24小时都有医护人员，也有专业的心肺功能监视器，都可能出现这样的情况，在家可能大半夜还盯着宝宝睡觉吗？一旦孩子发生意外，父母能及时进行急救吗？如果不行，千万不要冒险让宝宝趴睡。很多婴儿送到医院时，急救成功的概率都很低，即使有少数急救成功的例子，脑部因为缺氧太久，也会留下严重的并发症。

2. 柔软的棉被枕头，其实容易让宝宝窒息

许多爸妈都会在宝宝床上放置很多可爱的棉被、衣服或是抱枕，帮宝宝选择柔软的床铺。由于这些东西质地柔软，容易捂住宝宝的口鼻引起窒息，所以千万不要在宝宝床上放置太多东西，这样才能降低出问题的概率。

该怎么选择适合宝宝的寝具？评估的方法很简单，如果棉被枕头的材质太软，会贴住口鼻没有缝隙；如果稍微硬一点，无法柔贴在口鼻上面，有呼吸的空间，就相对安全了。

3. 儿童安全座椅上睡觉

另一个常见的不当行为，就是让宝宝在安全座椅上睡觉。很多宝宝在车上睡着了，下车时怕吵醒他，所以家长为了让他继续睡，就将整个安全座椅拿下。前面提到用坐姿睡觉会增加胃食管反流的概率，还可能影响宝宝呼吸，提高婴儿猝死综合征的风险。因此，儿童安全座椅还是在汽车上用就好。

🍼 其他常见的不当行为

除了上述绝对要避免的不当行为以外，还有哪些可能造成宝宝不舒服，甚至有潜在危险的不当行为呢？先来看一则案例。

门诊直播

家长带着刚满1个月大的小花来打疫苗，护士一量耳温，发现是38℃，可是小花并没有感冒症状，经医生检查也没什么异常，最后发现原来是穿太多衣服，请妈妈帮小花脱掉一些衣服，不久再量体温就正常了。

1. 有一种冷是妈妈觉得你冷

新手爸妈担心宝宝穿太少会感冒，就帮宝宝盖厚重棉被或穿很多衣服，结果宝宝体温上升，疑似发烧。这样的情况出现在门诊就容易被医生"退货"，不能打疫苗，容易出热疹，照顾起来也比较辛苦。

有一个简单的穿衣原则，就是通常大人身上穿几件衣服，小孩"少一件"就可以了，材质选择透气性好的棉质为佳。如果不放心的话，也可以触碰宝宝的后脖子，摸起来温温的，代表衣服穿得正好。但很多老人希望孩子的四肢摸起来热热的，就容易穿多了。

顺便提一下，很多家长不知道，衣服穿太多或是棉被盖太厚，也可能增加婴儿猝死综合征的发生概率。所以衣服穿得适度就好，不是穿得多就不生病！

2. 亲吻宝宝

很多爸爸妈妈喜欢亲吻小宝宝，却忽略大人身上其实带有很多细菌和病毒。这些细菌和病毒对大人的免疫系统不会构成威胁，但是小宝宝的免疫功能尚未发育成熟，像是肠病毒、EB病毒、流感病毒等，都可能通过亲吻传染给宝宝。有些家长会说："我只是亲脸颊，又没有口对口！"虽然只是亲脸颊，其实宝宝手一碰，脸一转，细菌或病毒还是容易进入口鼻和眼睛，无法避免被传染，所以我建议，大人回到家之后先洗澡、换衣服，再抱婴儿。至于亲吻这个动作，还是等宝宝长大一点再说吧。

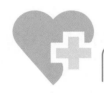

医生小叮咛

有一些关于儿童身心发展的研究指出，家长多和宝宝进行肢体接触，对于亲子关系与宝宝的心理发展是有帮助的。

但是，以比较有名的两个例子来说最好别亲孩子。两个例子分别发生在澳大利亚和美国，由于爸妈和亲友亲吻小孩导致孩子患单纯疱疹性脑炎，一个宝宝后来变成半身瘫痪，另一个宝宝刚出生18天就去世了。由于唾液是传染疾病的一种传播途径，即使是成年人也可能经由唾液传染疾病，而且经唾液传染疾病发生概率是年龄越小风险越高。

所以我在这里还是强调：家长务必搞好自己的卫生再去接触宝宝。

3. 三手烟

大部分有抽烟习惯的家长都知道，吸烟时要避开小宝宝，选择到另一个房间或是户外抽烟，避免二手烟的污染，以为这样就安全了。其实大家是都忽略"三手烟"的危害。

三手烟打哪里来的呢？三手烟指的就是烟熄灭后在环境中残留的污染物。之前的研究发现，三手烟中的有毒物质其实不比一手烟低，而且很多成分都是高度致癌物质。抽完烟之后，这些物质会残留在室内各种物品的表面（桌椅、地板、墙壁、窗帘、地毯、棉被等）或是衣服上，以微粒的形式形成一层附着物。研究指出，这些有毒物质至少会留3个月以上，而三手烟对儿童的影响非常明显。所以，为了宝宝，还是戒烟吧！假如真的很难，替代的方式就是在户外抽烟，避免家中环境受到三手烟的污染，抽完烟之后一定要洗澡、换衣服后再抱小孩。很麻烦，对不对？总而言之，戒烟才是一劳永逸的好方法。

4. 宝宝肚子大大的就使用胀气膏

有些老人家看到婴儿的肚子大大的，就以为有胀气，便理所当然地使用胀气膏替宝宝按摩肚子，但是婴儿的体形就是长这样，不是肚子大大的就是胀气！孩子是否存在胀气，最好还是要靠医生来诊断。

5. 宝宝脖子上挂满平安符

爸妈都希望宝宝健康平安地长大，因此，很多长辈习惯给宝宝戴平安符或项链。这些物品都有可能缠绕到脖子影响呼吸。家中的窗帘线或是吊挂玩具，也有相同的安全问题。为了避免意外伤害，建议平安符或是项链放在宝宝的衣服口袋或是床垫下来降低危险。吊挂玩具的高度，应该要放在宝宝双手够不到的地方。

6. 让宝宝使用学步车

常常有父母亲在门诊问我："小朋友多大可以开始使用学步车？"或"需不需要用学步车？"其实目前儿科医生的看法是不要使用学步车。

先来说说为什么。使用学步车的目的是为了帮助宝宝练习走路，但有研究指出，使用学步车的宝宝比没有使用的宝宝，学会走路的时间反而晚一个月，因为学步车会妨碍肌肉发育，本来走路就是要训练这些肌肉，使用学步车反而让肌肉发育得比较慢。此外，如果走路的肌肉跟关节还没有准备好，就让宝宝靠学步车学走路，可能会造成姿势错误或是影响关节发育，对小宝宝各方面发育都不好。

除了会影响发育，反对使用学步车最大的原因是担心发生意外。当一个宝宝开始有移动能力的时候，代表他随时可能发生意外，也就容易发生宝宝掉落楼梯、水池或烫伤等。

其实一般发育正常的宝宝，时间到了自己就会走路，不需要辅助工具。通常1岁的宝宝可以扶着东西行走，到了15个月以后就可以不用扶着东西自己走了。

至于很多家长担心宝宝太早学站会有O形腿的问题，其实是杞人忧天了。正常宝宝到了可以学站的时候，骨骼和肌肉发育都已经可以承受体重了，这时候走路并不会有O形腿的问题。除非年龄未到，爸妈强迫宝宝提前学走路才会有这样的风险。

7. 用奶喂药

很多家长会问："怎么喂宝宝吃药？可以混在奶里面给他吃吗？"这其实很不好。为什么？简单来说，大多数药物都有适合的酸碱值，加入奶里面就会酸碱中和了，有些还会出现结晶。这样喂宝宝吃的药可能就是无效的，甚至会有害。

还有很多家长跟我说，药加进奶之后，整瓶奶的味道变得不对劲，结果宝宝也不吃奶了，甚至会变成一整罐"苦奶"，宝宝吃"苦"的量反而变多了。最惨的是，有些家长发现下次喂奶时，宝宝以为在奶里有药，结果连没有加药的正常奶也不喝了。所以喂宝宝吃药还是用白开水。

8. 摇晃宝宝

许多大人喜欢跟宝宝玩"飞高高"的游戏，但是过度摇晃宝宝，可能会引起婴儿摇晃综合征。主要是因为婴幼儿的颈部肌肉发育尚未成熟，支撑力较差，如果晃动力度过大，会造成脑部水肿、脑出血等，很容易导致宝宝发展迟缓、癫痫等问题。

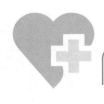

医生小叮咛

1岁以下的宝宝内脏器官、骨骼、肌肉、免疫系统尚未发育成熟。所以，请家长务必注意避免以下不当行为。

1. 不要让宝宝趴睡或侧睡。

2. 床铺寝具不要选用过于柔软的材质，也不要在婴儿床上放置过多玩具。

3. 将儿童安全座椅放在车上使用，不要让宝宝在安全座椅上睡觉（在车上的时候除外）。

4. 替宝宝穿衣服的准则：大人穿几件，宝宝少穿一件即可，只要宝宝的颈后摸起来温温的就表示足够了。

5. 家长在和宝宝亲亲抱抱之前，务必做好自身清洁。若家长罹患感冒、流行性感冒等，请避免亲吻宝宝。

6. 无论是二手烟还是三手烟，对孩子都有危害，为了自己和宝宝的健康，还是戒烟吧!

7. 平安符、项链、窗帘线、耳机线、吊挂玩具等绳状物品，请放在宝宝双手够不到的地方，以免影响呼吸。

8. 宝宝到一定月龄自然就会走路，不需要使用学步车，太早学走路反而影响孩子的肌肉骨骼发育。

9. 喂宝宝吃药请用白开水，不要用奶喂药，以免影响药效，甚至对宝宝心理产生不良影响。

10. 抱宝宝或和宝宝玩时，请避免过度摇晃；在安抚宝宝情绪时，尽量以轻拍背部的方式代替摇晃。

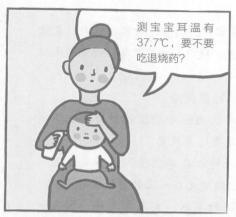

测宝宝耳温有37.7℃，要不要吃退烧药？

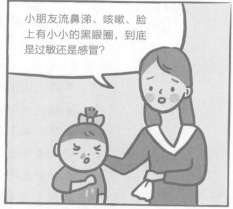

小朋友流鼻涕、咳嗽、脸上有小小的黑眼圈，到底是过敏还是感冒？

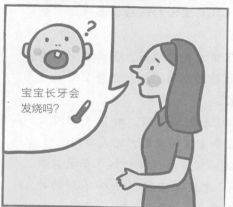

宝宝长牙会发烧吗？

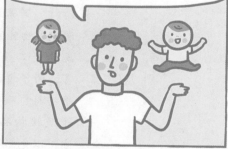

小朋友体重到底要多少才算"过关"？我家妹妹比隔壁小明瘦，是发展迟缓，还是营养不良？

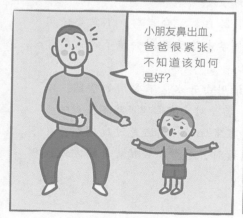

小朋友鼻出血，爸爸很紧张，不知道该如何是好？

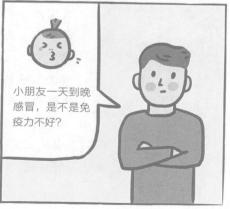

小朋友一天到晚感冒，是不是免疫力不好？

爸妈别慌张
宝宝常见症状整理

发烧了怎么办？退烧药怎么服用对宝宝好？小宝贝长牙时怎么照顾？小朋友鼻塞、咳嗽、肚子痛，到底是什么原因引起的？宝宝不舒服，但又说不出各种症状，让医生来告诉您！

1 宝宝摸起来烫烫的，是不是发烧了

陈医生，我觉得宝宝这几天摸起来温度比较高，测耳温有37.7℃，他平常温度都是36.8℃，这样算是发烧吗？需要吃退烧药吗？

发烧的定义

让我们先来了解一下发烧的定义吧。发烧是身体的自然免疫反应，最常见的原因就是"感染"。只是根据测量方法不同，发烧的温度就会不同。通常耳温、肛温、额温38℃以上，口温37.8℃以上，腋温37.2℃以上算发烧。耳温、腋温和额温测量的方式比较简单方便，但是准确性略差，容易受到外界的影响；比较精准的还是口温和肛温。

发烧温度

耳温、肛温、额温	>38℃
口温	>37.8℃
腋温	>37.2℃

🌡️ 体温的测量方式

一般的体温计大致分为两种：一种是传统的水银温度计，目前大概35岁的家长，小时候都是用这个。优点是比较便宜，缺点是打破之后非常危险，测量时间不够的话，出现的温度可能不精准。

另一种温度计是目前常用的电子温度计，会直接显示数字；优点是使用方便，量测完成后会出现"哔哔"提示声，缺点是故障率和价钱都较高。

1. 肛温的测量

肛温不会受到外界环境的影响，比较接近人体的核心温度，是最具参考价值的体温。虽然肛温最准确，但测起来也最麻烦，所以很少有家长给孩子测肛温。测量肛温时建议在温度计上擦点凡士林作为润滑剂，再插入肛门内，深度大概只要温度计前端的银色部分看不见就可以了。传统水银温度计，需要测量2分钟以上；电子式温度计只要1分钟左右。测量完毕，记得清洗温度计，否则温度计上容易有病原菌残留。家中如果有两个小孩的话，最好是一人一套，这样比较卫生。

2. 口温的测量

测量口温也比较准确，口内温度也不受到外界温度的影响（刚吃完热的或是冰的食物的情况除外），一般建议吃完东西后大概30分钟再测量。温度计既然要放在嘴巴内，记得要先清洗再测量。如果之前测量过肛温，建议要好好消毒或是换一支新的。测量的方式应该放在舌头下面，水银温度计大概需3分钟，电子式温度计等到发出"哔哔"声即可。

3. 腋温的测量

温度计放置的位置就是腋下，水银温度计大概需量5分钟，电子式温度计大概1分钟。腋温没有肛温、口温准确，因为受外界环境的影响较大。

4. 耳温的测量

耳温测量应该是目前最常用的测量方式，好处是换了耳套之后，就可以给不同人使用，相对来讲比较卫生。只是如果宝宝太小，耳道比较狭窄，耳温枪没有办法放入比较深的位置，结果不准确。目前比较常碰到的问题就是两边耳朵量出来的温度不同，有时可能温差大于1℃，爸妈应该以量起来温度较高的那边为准。

5. 额温的测量

额温也很容易受外界温度的影响，好处是体温计不用深入人体，用于大量人群的体温筛检较为方便，但是测量的准确性较差。

宝宝发烧的处理办法

很多父母发现宝宝发烧，尤其是第一次碰到时，都会很紧张。若温度不是很高（耳温38℃左右）我会请家长先观察看看：如果宝宝没有出现咳嗽、流鼻涕等感冒症状，也没有呕吐、腹泻等肠胃方面的症状，活动力和食欲也正常，可以看看是不是衣服穿太多，也有可能是外界环境比较热。如果开了冷气或是减少衣服之后，宝宝的体温就恢复正常了，那应该就是婴儿的体温调节还不成熟，受外界影响所致。

如果按照上面的处理，宝宝的温度仍然有上升的迹象，3个月以下的宝宝，建议直接请儿科医生帮忙，主要是3个月以内的宝宝免疫功能尚未成熟，出现严重疾病的可能性比较高，再加上观察不易，医生通常会建议住院观察或治疗。

至于3个月以上的宝宝发烧时，一样可以先观察有没有合并感冒或是肠胃炎等症状，以及宝宝的活动力或是食欲好不好。如果都正常，可以在家里先观察，不必急着去诊所或医院。

这里提供一些"非药物"的退烧方法，宝宝只是体温稍高，其实不必吃退烧药。有些物理退烧方法（泡温水澡、多喝水……）对感染引起的发烧，实际上都没有治疗的效果，但是这些方法，可以让体表温度降一点，能减轻宝宝因为发烧导致的不适。

发烧了该给宝宝吃退烧药吗

发烧要不要吃退烧药这个问题，应该是很多人的困惑。网络上有很多文章告诉大家，发烧是人体对抗细菌病毒的自然反应，体温增高可以抑制细菌、病毒的活性，也可以活化免疫细胞。还有人根据这个说法推出，小孩吃退烧药是在害他，但事实是这样吗？

其实大多数儿科医生都认为不必滥用退烧药，原因就像上面说的，发烧的确是身体的免疫系统在和病毒细菌"打仗"，但是吃了退烧药以后体温下降，是不是免疫系统就会打败仗？这么说太夸张了。所以，不要被网络谣言误导，变得矫枉过正。

其实吃退烧药的目的是降低不舒服的感觉。婴幼儿发烧之后，食欲及睡眠品质都会降低，吃不好也睡不好，就没有足够的体力战胜细菌病毒。如果持续发烧，活动能力会减弱，也会影响家长或是医生的判断，若真的是重症反而分辨不出来。正确的做法是，如果小孩轻微发烧，没有不舒服的症状，可以先不必使用退烧药；但是因为发烧不舒服而影响活动力、食欲或是睡眠时，就可以适度使用退烧药。

虽然正确的观念是这样，但我曾遇过两种比较极端的状况：有一些家长看了网络文章，把退烧药当作毒药，认为不吃退烧药可以帮助免疫系统战胜细菌、病毒，结果小孩烧到40℃，一整天体温都没有降下来，吃不好也睡不好，家长也不易察觉小孩是不是重症，送来医院时有点晚了。

而另一种家属则是过于担心发烧会造成并发症，比如坊间传说的发烧会烧坏脑袋。我想这类说法也很多，但是站在医生的立场，持续或反复发高烧的确会烧坏脑袋。读到这里，家长心里应该会有疑问："什么？大部分医生都说发烧不会烧坏脑袋啊！"其实，大脑里面有很多蛋白质，温度过高，蛋白质会变性，所以脑袋会因发烧而受伤，只是出现这种情况，发烧温度要达到42℃以上。一般生病引起的发烧，通常不会超过42℃。所以正确的观念是，发烧超过42℃会造成脑功能受损，但是一般感染不太会出现42℃以上的高烧。这样解释起来太麻烦了，所以大多数医生简化成"发烧不会烧坏脑袋。"

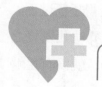

医生小叮咛

　　使用退烧药的时机应该根据小朋友的情况来决定，不需要把退烧药当作毒药一样不敢使用；但也不必因为发烧太担心而过度使用退烧药——过与不及都不好。

🩹 常见退烧药的介绍

接下来为大家介绍常见的退烧药种类。

1. 对乙酰氨基酚

这种退烧药成分可经肝脏代谢，不含阿司匹林，不伤胃，比较温和。同时，因为比较温和，家长会觉得高烧不容易退下来，通常吃完药1~2小时才开始退烧。

2. 布洛芬

通常服用后1~2小时内开始出现退烧的效果，最多每6小时服用一次，不过美国儿科学会建议不要给6个月以下的幼儿使用。

3. 非甾体抗炎药

非甾体抗炎药这一类药物退烧跟止痛效果比较好，不过比较容易有肠胃道的不良反应，长期过度使用会造成肝肾功能受损，也可能引起胃溃疡。此外，非甾体抗炎药也容易引起过敏，初次服用需要小心观察。

如果小朋友发烧比较轻，一般使用对乙酰氨基酚这类退烧药就够了。如果发高烧或是认为对乙酰氨基酚效果不好，就可以改用非甾体抗炎药。但是有家长会说吃了对乙酰氨基酚之后，若没有退烧可以再加上非甾体抗炎药吗？一般不建议这样，具体可以咨询医生。

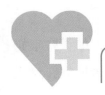

医生小叮咛

观察孩子的退烧情况后，再决定是否继续服用退烧药，以免过度使用退烧药产生不良反应。

2 小猪的鼻子：
宝宝鼻塞时怎么办

陈医生，我觉得宝宝的呼吸声很大，是不是有鼻塞的情况了？他有可能是过敏吗？

引起鼻塞的原因

婴儿感觉有鼻塞，呼吸很大声，我笑称这个叫"猪鼻子"，因为两者的声音听起来很像。婴儿发生鼻塞的原因很多，可能是病毒或细菌感染引起的，也可能是因为鼻子里面的腺体组织比较肥厚，还可能是过敏反应。下面针对不同的原因进行说明。

1. 暂时性鼻道狭窄

小婴儿鼻腔相较小，且鼻道狭窄，只要鼻腔有分泌物，就很容易呼吸声很大。这种情况在0~6个月的宝宝身上都很常见，这些情况都不必特别处理。家长要观察鼻塞会不会影响宝宝吃奶或睡眠的品质。如果因为这样吃不好或睡不好，就应该请医生帮忙。

通常鼻子真的塞住的宝宝，都得靠嘴巴呼吸，如果在喂奶时嘴巴也塞住了，宝宝就会把奶瓶或是乳头顶出来换气，这代表他的鼻子真的塞住了。

如果宝宝没有不舒服的症状，没有发烧，食欲和活动力都正常，只是呼吸声音听起来比较大，就不必处理。

2．先天性鼻道狭窄

宝宝鼻塞，有时候是鼻道先天性结构异常，造成鼻道狭窄。如果只发生在单侧，就会呈现单侧鼻孔流鼻涕或是鼻塞；如果是双侧鼻道都狭窄，出生时就存在呼吸急促或窘迫的现象，有时会出现喂食困难，很可能存在其他器官发育异常，通常一出生就会被诊断出来，多数需要手术治疗。

3．过敏性鼻炎

很多家长都担心宝宝鼻塞是过敏性鼻炎的表现。其实，过敏性鼻炎很少发生在2岁以前，而且过敏性鼻炎通常需要接触过敏原才发作，所以不太会"一整天"或是"长期"表现为鼻塞。

4．病毒感染

简单来说就是感冒啦。宝宝如果受到病毒感染，跟大人一样会出现流鼻涕或是出现鼻塞的症状，也会咳嗽、发烧。一般感冒的病程7~10天就慢慢缓解，若是超过10天就要考虑可能鼻窦发炎，建议请儿科医生评估。

5．异物阻塞

宝宝年龄还小，很多事情都不懂，有时候会往自己的鼻子和嘴巴塞东西。之前就遇过一个宝宝单侧鼻孔一直鼻塞、流鼻涕，吃了很久的药都无效，拿灯光一照，原来是玩具小汽车的零件卡在鼻道里面。

婴幼儿鼻塞的处理方法

至于鼻塞的处理方法，要先确定发生鼻塞的原因。如果是鼻窦发炎或是病毒感染，可以考虑药物治疗。至于非药物的处理方法，建议参考下面的做法。

1. 如果发现鼻屎或鼻涕堵住宝宝的鼻道，可以用棉棒蘸水轻轻地将鼻屎清理出来，不要太用力，以免造成鼻道损伤。

2. 如果看不到鼻屎，有些医生会建议蒸鼻子来改善症状，或是简单地用一条热毛巾敷在鼻子附近，但要注意温度不要过高，以免烫伤宝宝。也可以趁洗完澡时让宝宝在浴室多待一会儿，刚洗完澡浴室里的水蒸气也有相同效果。

3. 由于宝宝的鼻道黏膜较为敏感，如果家长想要用吸鼻器的话，可以考虑用橡胶吸球或是用嘴巴吸的吸鼻器，这两种吸鼻器的负压比较小。

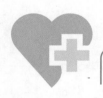

医生小叮咛

什么样的鼻塞需要就医？

1. 如果鼻塞影响睡眠或是进食，宝宝半夜常常睡不好；喂奶时不能好好喝完，不停把奶嘴或奶头顶出来换气，代表这样的情况要处理，必要时需要药物治疗。

2. 如果鼻塞合并发烧，这时候是病毒感染的概率比较高，需要请医生评估严重度。

3. 如果出现单侧鼻塞、单侧流鼻涕或是双侧流鼻涕超过10天以上，这时候鼻窦炎或是异物阻塞的可能性比较大，需要医生处理。

3 宝宝不明原因大哭，原来是肠绞痛

门诊直播

2个月大的宝宝半夜常常哭闹，爸妈带他到医院检查。医生问诊之后，评估应该是婴儿肠绞痛造成的，嘱咐爸妈尝试一些改善的方法。

小婴儿莫名其妙大哭，安抚也没有效果，新手爸妈通常会手忙脚乱。要是经常发生这种情况，一定很焦虑吧？到医院求助，医生听完描述之后诊断可能是婴儿肠绞痛。可是医生怎么会知道宝宝是肚子痛呢？宝宝又不会表达。

我们先了解一下，婴儿到底一天哭多久算正常？根据研究指出，虽然每个小孩哭的时间长短不一，但对于刚出生到6个星期的宝宝，一天平均哭闹的时间是120分钟，之后会慢慢减少，到3个月大时，每天平均哭泣时间就剩下72分钟了。

婴儿肠绞痛的判断方法

什么症状医生会推测为肠绞痛呢？最有名的大概就是所谓的"333规则"了，也就是一个星期超过3天，每天哭3小时以上，这种情况持续时间超过3星期。这样异常的状况加上宝宝"看起来"是健康的，就可以考虑婴儿肠绞痛了。

虽说如此，但大部分家长不太会记录三个星期以来孩子哭闹的时间，所以也有人提供了另外一个诊断肠绞痛的方法，也就是罗马准则：4个月内的宝宝如果没有原因地哭闹，而且是每次哭闹时间超过1小时，一天超过3小时，一个星期超过3天，但身高、体重仍在正常范围内，就可以考虑肠绞痛了。

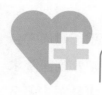

医生小叮咛

诊断婴儿肠绞痛，最重要的前提是经过检查，没有其他器官出现异常，宝宝的身高、体重能够随着生长曲线增加，也没有出现呕吐、腹泻等胃肠道症状，符合下面两个准则就可以确诊。

①333 规则

一个星期超过3天，每天哭3小时以上，这种情况持续时间超过3星期。

②罗马准则

每次哭的时间超过1小时，一天哭超过3小时，一个星期哭超过3天，宝宝的身高、体重在正常范围内。

肠绞痛的原因与应变方法

至于婴儿肠绞痛发生的原因，到目前为止都还不是很清楚，出现许多不同的说法。

1. 喂得太多或太少，喂完奶不拍嗝，以及奶嘴不合适而吞进太多空气等。

2. 宝宝对乳蛋白过敏。

3. 乳糖不耐受。

4. 胃肠道未发育成熟。

5. 肠子过度蠕动（有人认为可能跟自主神经不平衡有关）。

6. 肠道内菌群发生了改变。

有学者提出，这样的小孩长大后偏头痛的可能较大，也有人提出跟接触到香烟或尼古丁有关，还有人认为可能是心理层面或情绪方面的问题。由于都没有证据，所以目前很难有单一且有效的方法来治疗。依据发生的原因不同，建议家长试试以下的处理方法。

1. 观察婴儿吃奶或喝水的奶嘴，是否与嘴唇密合不良而吞入过多空气（奶嘴洞太大或太小都会使婴儿吃到空气而导致腹胀），这可能跟婴儿肠绞痛有关。如果是这样，可以考虑更换其他奶嘴洞口径或不同形状奶嘴洞口的奶嘴。

2. 部分研究发现，水解蛋白配方奶可以改善一些肠绞痛的症状。如果本来就是喝母乳的宝宝，并不需要把母乳换成水解蛋白配方奶，建议妈妈考虑自己减少摄取容易致敏的食物。

3. 通常乳糖不耐受的宝宝除了肠绞痛，还可能伴随有腹胀、腹泻等，可以考虑改用无乳糖配方奶。

4. 针对胃肠道发育未成熟，过度蠕动导致的肠绞痛。其实没有特别的解决办法。有些医生建议，宝宝开始哭时父母让他俯卧在膝上或是把他抱直轻拍背部，避免仰卧造成的不适感，也可以放些小声的轻音乐，在肚脐周围覆盖热毛巾数分钟来缓解疼痛。

至于网络上有人建议帮婴儿按摩，但是根据2010年的研究分析，按摩对于缓解婴儿肠绞痛帮助不大，而且会过度刺激肠胃可能有害处。

5. 有些专家认为，肠绞痛跟肠道菌群的改变有关，因此建议服用益生菌。不过也有学者认为益生菌对缓解肠绞痛没有帮助。

网络上也有人建议给宝宝喝糖水或是服用消化酶（例如乳糖酶），但目前的证据都不足，不建议尝试。而且，不给1岁以下孩子吃糖在儿科界已达成共识。

医生小叮咛

婴儿肠绞痛，最重要的是正确诊断，以免延误治疗其他疾病。如果医生诊断是婴儿肠绞痛，爸爸妈妈可以先回忆一下自己喂奶的方式正不正确，奶嘴的口径是否太大，拍嗝方式是否有误。如果是纯母乳喂养的妈妈，可以考虑减少摄取高致敏的食物（奶、蛋、海鲜等）。如果是喝配方奶的宝宝，可以选择水解蛋白或是无乳糖的配方奶。至于其他方法，以目前的研究来看，功效都不大。

4 有痰音，
宝宝是不是感冒了

宝宝的喉咙出现"呼噜呼噜"的痰音，他是感冒了吗？我要帮他吸痰吗？替宝宝拍痰有帮助吗？

婴幼儿喉咙常常有"呼噜呼噜"的声音，好像有痰又咳不出来，很多家长都担心宝宝是不是感冒了。

首先来了解一下痰液的成分。其实痰液算是呼吸道的分泌物。不论有没有感冒，正常的呼吸道接触空气时，碰到空气中的灰尘、病毒、细菌，就会产生分泌物，所以有痰不见得就是感冒。而痰液也不一定来自肺部，包括过敏性鼻炎、鼻窦炎、咽喉发炎这些上呼吸道的感染，都会产生痰液，所以听起来有痰音，不见得就是肺炎或支气管炎。

婴幼儿的喉咙常常出现"呼噜呼噜"的声音，主要是因为小朋友的吞咽功能尚未成熟，鼻咽腔有些分泌物倒流到喉咙，再加上口水，听起来就像喉咙有痰。通常累积到一个程度，就会诱发咳嗽。比如，喝完奶以后，本来沉积的分泌物再加上喝进去的奶，更容易诱发咳嗽。这种现象通常不会维持太久，几个月后就慢慢改善了。

🍼 宝宝的喉咙不适在什么情况下需要就医

1. 发烧

发烧代表婴幼儿有感染的现象，发烧合并有痰，就怕是肺炎。不过这也不是绝对的，肺炎通常会合并呼吸急促、活力下降、高烧不退等症状。

2. 容易呛奶或营养不良

喉咙有痰又容易呛奶，通常会担心是宝宝的呼吸道先天发育异常，最常见的原因就是"小儿喉头软化症"。当然有些胃食管反流的病童也会出现同样的现象，这两种疾病都会导致宝宝营养不良，身高体重都会比同年龄的宝宝小。如果有这种情形，应该及早就医寻求帮助。

3. 严重咳嗽

前面提到，喉咙的分泌物累积到一定程度之后，可能就会诱发咳嗽。零星的咳嗽是可以接受的，但是宝宝若出现连续的剧烈咳嗽，甚至因咳嗽诱发呕吐或影响睡眠，就不正常了。

4. 发绀或呼吸急促

发绀的症状就是嘴唇发黑、四肢发紫、脸色出现暗蓝色，这都是身体缺氧的表现。呼吸急促代表宝宝需要花更多力气来呼吸，呼吸道异常或感染的可能性很大。遇到这种情况请尽早就医。

🍼 小儿喉头软化症

小儿喉头软化症是一种先天疾病，发生原因不明，主要是喉部软骨部分尚未发育成熟，呼吸时会引起呼吸道塌陷而出现吸气的喘鸣声，和哮喘出现吐气时的喘鸣声不一样。大部分小儿喉头软化症的症状不太严重，通常长到12～18个月就会自行痊愈。比较严重的可能长期有痰，容易呛奶，喝奶容易中断、呼吸急促、声音沙哑等，有些甚至会出现发绀、缺氧的情况。这些症状在哭闹或是病毒感染时会更加严重，必要时需要进行外科手术治疗或激光治疗。

🍼婴儿的胃食管反流

胃食管反流，简单来说，就是胃和食管中间的括约肌锁得不是很紧，所以食物从食道进入胃之后，又会从胃反流回食管或口腔（如下图示），这种情形在婴幼儿身上很常见。

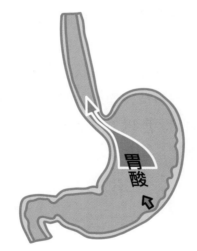

胃酸

胃食管反流示意图

曾经有研究指出，0～3个月的宝宝，大约有一半存在胃食管反流的情形，但是长到1岁以后，大概只剩下5%的宝宝还存在胃食管反流。这些宝宝可能溢奶、呕吐或是喉咙有痰。如果症状不严重，可以考虑改成少量多餐，刚喂完奶不马上平躺，一般可以解决问题。但如果吐奶严重，或身高、体重增加不理想，代表营养无法吸收，这时就得接受治疗。

所以若是一直觉得宝宝喉咙有痰，可是活动力和食欲都正常，没有呕吐、剧烈咳嗽的现象，通常年龄大一点会自愈。

宝宝喉咙有痰音需要吸痰吗

至于很多家长会问到需不需要吸痰？或是拍痰有帮助吗？前面有提到，痰的成因是呼吸道的分泌物，拍痰只能帮助肺部的痰排出来。这样答案很明确了吧？如果是鼻涕倒流造成的，一味地拍痰是没有效的，因为位置不对，这时候使用吸鼻器清理鼻涕的效果比较好。

至于需不需要吸痰呢？吸痰只能暂时把咽喉和气管附近的分泌物清除掉，但是呼吸道深层的痰其实是抽不到的，而且光吸痰，没解决根本原因，症状还会持续产生。事实上吸痰是一件很不舒服的事情，如果抽吸的压力调整不好，还会伤害宝宝呼吸道黏膜。所以除非宝宝真的痰多到影响呼吸，否则儿科医生都不建议帮宝宝吸痰。而且，吸痰需要专业医护人员进行操作。

5 小猴子的红屁股：
尿布疹的照顾与处理

门诊直播

　　陈医生，宝宝的屁股一直都红红的，我用了很多妈妈推荐的屁屁药膏也都没有改善，该怎么办呢？

　　妈妈带宝宝到门诊时，最常问到的问题之一就是宝宝的红屁屁，也就是"尿布疹"。尿布疹出现的位置如下图所示，就是纸尿裤包裹的区域，包括屁股、生殖器、腹股沟、大腿及下腹部。

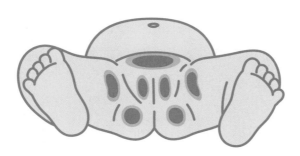

尿布疹常出现的位置示意图

　　造成宝宝红屁股的原因有很多，包括潮湿的环境、摩擦、排泄物刺激等。纸尿裤不透气再加上便尿浸润，就会形成潮湿的环境，这时候皮肤就会受损，再加上纸尿裤的摩擦，就导致皮肤发炎，这就是"尿布疹"的成因。

形成尿布疹最主要的因素之一就是宝宝便便的次数比较多。上面已经提到，排泄物本身会刺激皮肤，再加上家长替小朋友清洁时用湿纸巾擦拭宝宝的屁股，无意中摩擦已经变红的皮肤，这可能导致尿布疹恶化。有趣的是，虽然喝母乳的宝宝大便次数比较多，但是比起喝配方奶的宝宝，发生尿布疹的情况反而较少。

尿布疹的症状根据严重程度有所不同，有的可能只是皮肤变红，有些严重的会破皮或有渗液，甚至有些出现脓疱或凸起的丘疹。如果破皮的话，宝宝会感觉很疼，照顾起来比较棘手。

🍼 尿布疹的处理方法

1. 确认纸尿裤的合适度

先确认纸尿裤适不适合宝宝，建议选用透气、过敏性较低的品牌。

2. 勤换纸尿裤

前面有提到，尿尿和便便的刺激，是造成尿布疹的元凶之一，所以小屁股泡在纸尿裤里的时间越久，引发尿布疹的机会越多，因此勤换纸尿裤非常重要。

3. 适度使用"屁屁膏"

坊间给宝宝使用的"屁屁膏"，大致分成两大类：第一类是氧化锌的成分，对皮肤有抗菌、收敛、滋润和保护作用，并有吸着及干燥的特性，可以让皮肤不那么潮湿，对轻度的尿布疹会有效果；第二类的屁屁膏（凡士林或是乳液），虽然没有收敛的效果，但是可以隔绝便便直接接触皮肤，对缓解尿布疹也有帮助。

痱子粉之类的商品，可不可以使用？一般我不建议使用。

因为痱子粉的干燥效果不持久，而且如果不小心吸入肺部，对宝宝的健康不利。前阵子有研究指出，如果生殖器黏膜接触到痱子粉中的一些成分，可能致癌。因此，我个人是不建议使用痱子粉来处理红屁屁问题的。

4. 观察宝宝有没有腹泻的状况

如果宝宝的大便次数比较多，红屁屁的概率很高，可以询问医生需不需要更换配方奶，或是否得了肠炎。这时候考虑换配方奶或是使用止泻药物，可能会有所改善。

5. 便便的处理

通常爸妈都需要帮宝宝清洁屁股，清洁的方式有两种。一种是使用湿纸巾擦拭，但很多湿纸巾的成分会造成红屁股。最好选择没有香精、酒精等添加物的湿纸巾，擦拭的时候要注意力度。而对于已经有尿布疹的宝宝，我还是建议用洗屁股的方式，洗完以后，最好吸干或拍干，尽量减少擦拭的动作。

6. 药物治疗

如果家长尝试上面的方法结果仍未改善，这时候可能就需要药物治疗了。一般常用的药膏包括类固醇、抗生素等，有经验的医生会根据尿布疹的形态给予药物治疗，不需要等微生物的培养报告。

🍼 尿布疹的改善

所以改善尿布疹的方式就是针对"潮湿"与"摩擦"两个因素。针对"潮湿"，首先考虑纸尿裤合不合适，有些纸尿裤不透气，材质比较粗糙，就容易引起红屁股。有时候宝宝对于纸尿裤松紧带粘贴的部分敏感，就需要优先考虑更换纸尿裤品牌。接下来是"摩擦"的问题。大多数家长都知道，很多尿布疹是因为用湿纸巾擦屁屁引起的。因为湿纸巾中有一些不良成分，有些宝宝对这些添加剂较为敏感，越常用湿纸巾，红屁股就越严重。使用方式不当也会造成红屁屁，"擦拭"这个动作会摩擦皮肤，如果爸妈过于用力，宝宝稚嫩的皮肤就会受伤，这也是红屁屁常见的原因之一。

除了更换纸尿裤、湿纸巾、改变擦拭的力度以外，很多妈妈使用了网络上推荐的屁屁膏，却没见效，反而越擦越严重。因为宝宝得的不是单纯的尿布疹。有些情况看似是尿布疹，皮肤会出现一颗一颗的小丘疹，还会有脱屑的现象，甚至出现小脓疱，这就不是单纯的尿布疹了，可能是受到微生物感染了，这时候只擦屁屁膏通常效果都不好。如果怀疑是细菌感染，就要加上抗生素，如果是微生物感染，则需要使用微生物药膏，但做这些处理之前请咨询专业医生。

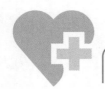

医生小叮咛

尿布疹是宝宝常见的症状之一，只要照顾的方式得当，大多都不需要就医，通常2～3天就会慢慢改善。如果一直没有改善，不建议随便尝试网络上的偏方，寻求医生的帮助才是最好的解决办法。

6 婴幼儿的乳牙保健有讲究

"医生，宝宝发烧了，是出牙造成的吗？宝宝一直没有长牙，是缺钙吗？需要补钙吗？乳牙是不是不重要，等到长恒齿再保护牙齿就行吗？"

常常有父母亲在门诊问我关于宝宝出牙是不是会发烧的问题，其实我在临床上碰到的情况"几乎"都不是。那么，出牙到底会有哪些表现？该如何保护宝宝的牙齿呢？

宝宝出牙可能出现的症状

1. 疼痛、哭闹不安和流口水

因为牙齿从牙龈冒出来的时候，可能会造成牙龈发炎、肿痛，所以小朋友会哭闹不安，流口水。

2. 拒绝进食，睡眠不安或是喜欢咬东西

这也是跟牙龈发炎有关。

3. 轻度发烧

出牙不一定会发烧，引起发烧的原因可能是牙龈发炎比较严重，但通常耳温不超过38.5℃。

假如发烧超过38.5℃，持续时间超过24小时，伴有腹泻、咳嗽、流鼻涕，身体起疹子，千万不要把原因归咎于出牙，可能会延误病情。至于出牙引起的不适，通常不必治疗。如果真的很不舒服，医生会开退烧止痛药给宝宝服用，一旦症状好了就不必吃药了。

婴幼儿的牙齿发育

很多家长会问："我家宝宝都1岁了怎么一颗牙齿都不长？会不会有问题啊"或"听说要给宝宝补钙，牙齿才会长，是这样吗"事实真的是这样吗？先来看看婴幼儿牙齿正常的发育规律。

图中左边是乳牙的发育时程，右边则是恒齿的发育时程。

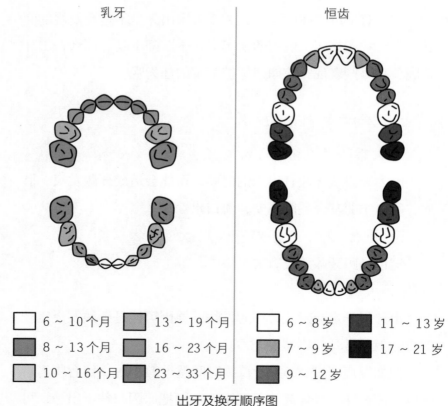

<table>
<tr><td colspan="2">乳牙</td><td colspan="2">恒齿</td></tr>
</table>

乳牙		恒齿	
☐ 6～10个月	☐ 13～19个月	☐ 6～8岁	☐ 11～13岁
☐ 8～13个月	☐ 16～23个月	☐ 7～9岁	☐ 17～21岁
☐ 10～16个月	☐ 23～33个月	☐ 9～12岁	

出牙及换牙顺序图

最早发育的乳牙是下排中间的门牙，一般是在宝宝6~10个月大时出，接下来是上排中间的门牙跟中间两侧的门牙，在8~13个月出。家长可以自己对照颜色，来观察宝宝实际的牙齿发育情况。

乳牙大概有20颗，一般在2岁左右长出所有的乳牙。大概6岁以后，第一颗恒齿就会长出，一直到12岁左右完成换牙。

至于婴儿到10个月时仍没有长牙，是否需要担心？通常医生会请家长观察到1岁左右。不过，1岁以后还没有长牙，一定是有问题吗？其实也不尽然，毕竟每个人的发育情况不同，最保险的做法是请专业儿科口腔医生评估。

至于需不需要补钙来帮助孩子"长牙"？通常延后长牙或是不长牙的原因，可能是疾病引起的（甲状腺功能低下、唐氏综合征等），跟钙一点关系都没有。母乳和配方奶里的营养都够了，补钙对长牙没有太大帮助。

⚬乳牙的功能

我也遇到过很多家长，照顾宝宝牙齿的观念，还停留在"古时候"。最常见的错误观念就是，"乳牙不重要，迟早会脱落，就算龋齿了也没有关系，反正恒齿长出来再好好保护就好了。"在矫正错误观念以前，我们先来了解乳牙的功能。

乳牙的影响大概有下列几项。

1. 发音

牙齿会影响发音，如果乳牙龋齿太严重会导致发音不正确。

2. 外观

乳牙的寿命通常是5~10年，所以到了上小学，乳牙如果龋齿得很严重，可能会影响外观和自信。

3．咀嚼

牙齿是负责消化食物的第一关，如果龋齿太严重，会影响营养摄取。

4．恒齿的根基

恒齿是沿着乳牙方向成长，如果乳牙太早龋齿了，恒齿就会失去指引方向，很容易长歪。乳牙的存在，是为了帮恒齿的成长留住空间，如果乳牙蛀蚀而变得比较小，旁边的牙齿很可能就往龋齿端倾斜，以后恒齿成长的空间变小，导致未来牙齿不整齐，需要花更多钱和时间进行矫正。龋齿的细菌会一直深入牙床深处，最后破坏里面的神经，影响恒牙的发育。

所以乳牙也要好好保护，否则恒牙也可能长得不漂亮。

🍼 乳牙的正确保护方法

应该如何保护宝宝的牙齿呢？

1．0～6个月的宝宝

因为还没有长牙齿，所以口腔清洁着重在清洁舌头或牙龈上的奶垢。奶垢太多可能影响味觉，甚至造成鹅口疮，因为疼痛而影响进食。

如何给0~6个月的宝宝进行口腔清洁？只要使用干净纱布蘸白开水擦拭牙龈及舌头，喂奶后擦拭就可以，这也是培养宝宝清洁口腔的习惯。

鹅口疮是什么

鹅口疮是一种口腔念珠菌感染。念珠菌是一种微生物，喜欢生活在温暖潮湿的环境，口腔的环境很利于念珠菌生存。健康的宝宝其实不太容易被感染，如果口腔卫生不良，再加上抵抗力不好，就有可能受到感染。鹅口疮典型的表现是会在口腔黏膜看见乳白色片状或是水珠状的征兆，外观和奶垢很像，不过奶垢可以轻易被清除，鹅口疮则不能。罹患鹅口疮的宝宝可能没有任何不舒服，但也可能因为疼痛而拒绝进食，治疗方式为口服抗霉菌药物。

2. 6～12个月的宝宝

以前建议1岁以后的宝宝需要涂氟。但是2016年已经将1岁改成6个月了，而且每过半年就应当接受牙齿涂氟了。很多口腔医生建议，开始长第一颗牙时要看牙医。这么早开始看牙医，除了涂氟以外，可以让宝宝习惯看牙医。爸妈也可以从儿童牙医那里得到保护宝宝牙齿的正确方法，提早预防龋齿。

这个年龄清洁牙齿的方式，一样可以用纱布蘸水清理；不过有些儿童牙医认为，长第一颗牙齿就可以使用软毛的儿童牙刷为宝宝刷牙了。当然宝宝可能会啃坏，不过牙刷的清洁效果比起纱布好多了，最主要还是让宝宝养成洁牙的习惯。

3. 1岁以上的宝宝

至于1岁以上的小朋友，家长就应该让孩子使用牙刷刷牙，由于这时候孩子的食物已经逐渐和大人接近了，食物残渣也可能卡在牙缝处，所以建议适度使用牙线。根据统计，中国台湾2～3岁的幼儿，龋齿的比例高达20%～30%，所以比起1岁以前只用清水刷牙，大多数牙医会有这样的建议：只要宝宝学会吐出牙膏，就可以使用含氟的牙膏帮宝宝刷牙。

牙膏的使用时机

不同的牙医有不同建议，以前的说法是一律等到宝宝学会吐牙膏时才可以使用牙膏刷牙。现在有医生认为应该视宝宝的状况判断：如果幼儿不是龋齿的高风险人群，等到1岁半或2岁之后，孩子学会吐牙膏的动作时再开始使用牙膏就好。若是龋齿的高危险人群，虽然只有1岁左右，也不会吐牙膏，仍然可以在牙齿上涂上薄薄的一层牙膏来刷牙。

最近还有一些国际儿童牙科医学会建议，只要宝宝一长出牙齿，就应该使用含氟牙膏。所以牙膏的使用时机目前没有一致规定，寻求自己信任的儿童牙医建议就好。

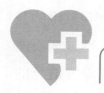

医生小叮咛

婴幼儿的乳牙保健非常重要，就跟学习一样，要为未来打好根基。长牙这件事虽然会给宝宝带来不舒服，可能流口水、哭闹不安或是食欲下降，但很少发高烧。若是婴幼儿有发高烧的情况，应该请医生评估，避免延误治疗的黄金时期。

7 宝宝手黄脚黄，
是不是新生儿黄疸

一位奶奶带着6个月大的孙子到门诊问："医生，我孙子的手脚都黄黄的，是不是黄疸啊？要不要紧啊?"

因为手黄脚黄，就带着宝宝跑到门诊的大有人在。虽然多数家长都知道这可能是食物引起的，但都不敢大意，还是会来问一下。很多家长除了问是不是黄疸以外，接下来都会说，前几天给宝宝吃了胡萝卜或是南瓜之类的橘黄色食物，就变成这样了。没错! 这种症状临床上称作"胡萝卜素血症"。

接着就来说明一下胡萝卜素血症是什么？需要怎么治疗? 胡萝卜素血症和黄疸要怎么区分?

胡萝卜素血症是什么

顾名思义，胡萝卜素血症就是体内胡萝卜素含量太高引起皮肤黄染，称作"胡萝卜素血症"。皮肤看起来黄黄的，在汗腺分布较多的地方更为明显，手掌、脚掌，还有鼻唇之间的皱褶，多是因为摄取了富含胡萝卜素的食物，如胡萝卜、南瓜、芒果等。

这样的情况通常只是外观不好看，如没有其他症状，也不必特别治疗，减少摄取富含胡萝卜素的食物就可以了。黄色的沉积在几星期后就会渐渐消失。

🔖 新生儿黄疸的成因

至于家长比较担心的宝宝有黄疸的情况，其实新生儿黄疸的原因有很多，最常出现的是"生理性黄疸"。

黄疸是体内胆红素沉积所造成的。胆红素是体内红细胞代谢之后的产物，正常经由肝脏代谢，再通过粪便及尿液排出。

新生儿产生的胆红素是成人的2～3倍，因此出生3～4天就可能出现黄疸，两个星期左右就消失。这种情况称作"生理性黄疸"，通常是良性的，不必处理。但如果黄疸指数太高或出现时间太久，则称为"病理性黄疸"，这时候就得寻找原因，根据原因进行处理。如果黄疸指数太高，可能会造成神经系统的后遗症。

"黄疸"与"胡萝卜素血症"其实很好区分，外观上看起来就不一样。如果是病理性黄疸，黄的位置根据指数不同会分布不同。简单来说，黄疸指数在5～10毫克/分升①时，皮肤黄的位置可能只有脸部；黄疸指数上升至10～15毫克/分升时，黄的位置就由脸部延伸至胸腹、躯干的位置；如果黄疸指数上升至15～20毫克/分升时，黄的位置就会延伸至手掌、脚掌。

如果是胡萝卜素血症，发生的位置则仅限于汗腺分布较多的地方，如手掌、脚掌、人中皱褶处。

两种病症的颜色其实差别也很大，黄疸皮肤的颜色看起来

---

① 毫克/分升与毫摩/升的转换系数是18，即由毫摩/升转换成毫克/分升时乘以18，由毫克/分升转换成毫摩/升时除以18。

是黄色或是暗黄，胡萝卜素血症则是呈现橘黄或是亮黄。最后，这两种疾病最大的不同就在眼睛：黄疸患者眼白的部分会呈现黄色，胡萝卜素血症则不受影响，还是呈现原来的白色（如下图示，左边是黄疸宝宝，右边是胡萝卜素血症宝宝）。

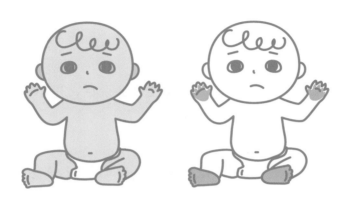

　　大部分医生通过外观就能分辨出来，不必特别抽血检验，所以千万不要以为医生只是随便看看，我们是有根据的。

新生儿黄疸与胡萝卜素血症的区分与治疗比较表

	新生儿黄疸	胡萝卜素血症
位置	皮肤黄以外，眼白部分也会黄	皮肤黄，但眼白部分不黄
外观	呈现黄或暗黄的颜色	呈现橘黄、亮黄
症状	黄疸指数高的原因很多，根据发生的原因不同，会产生不同的症状	除了皮肤黄以外，没有其他的症状
治疗	根据不同的原因处理	不必治疗，只要减少富含胡萝卜素食物的摄取量

8 贵人语迟，还是发展迟缓

"陈医生，我的宝宝都2岁了还不会说话，是不是有发展迟缓的问题啊？"

很多家长以为宝宝在教养或发展上只是"贵人话语迟"，或误以为长大一点就会表现好一点，而忽略了宝宝其实是发展迟缓。

很多家长还有个错误的观念，认为只要做康复训练，儿童发展迟缓的状况就可以渐渐改善。其实不然，发展迟缓的原因很多，可能跟遗传、染色体异常、感染、新陈代谢、神经肌肉病变等因素有关。如果这些状况没有被正确诊断及治疗，光靠康复训练其实不一定能有很好的成效。

发展迟缓

首先，来了解发展迟缓有哪些表现。跟一般人的想法不一样，发展迟缓并不只限于动作发展比较慢，广义的发展迟缓还包括语言、学习、情绪、认知等，可以分为七大类。这七类分别是认知（智力）功能发展迟缓；语言功能发展迟缓；动作发展迟缓；学前及学习发展迟缓；生活自理发展迟缓；行为发展迟缓；社会情绪及心理健康发展迟缓。

发展迟缓的七种类型

类别	未能表现的行为特征
认知（智力）功能发展迟缓	包含学习的速度与解决问题的能力，短期及长期记忆力、组织能力、注意力
语言功能发展迟缓	能和他人适当沟通，能够使用正确的语句，能够听懂并理解语词、命令、句子和段落
动作发展迟缓	包含大动作（运用头颈部、肢体、躯干移动等）、小动作（使用手腕、手指等）
学前及学习发展迟缓	理解形状、颜色、数字，独立写作和拼写能力，理解时间，拥有金钱概念，完整的数学计算
生活自理发展迟缓	学会穿衣、烹饪、打扫等家庭生活基本技能
行为发展迟缓	表现出与年龄相符的行为表现，能够遵守规则并明了原因
社会情绪及心理健康发展迟缓	处理与兄弟姐妹、父母、朋友和亲戚的关系，能面对生活的挑战；调节和应付困难的情绪，例如愤怒、失望、悲伤等

儿童发展迟缓该如何判断

根据相关究，发展迟缓儿童的比例是6%~8%，3岁以前就接受治疗，效果可能比3岁以后才接受治疗好10倍。可惜的是，很多发展迟缓幼儿的家长并没有警觉心，宝宝一直到了学龄前或是上学阶段才被发现，这时候的治疗效果比较差。

至于家长怎么发现自己的孩子可能有发展迟缓的情况？其实很多资源可供大家查询。

一些有关儿童发展的基金会网站上面就有相关知识可供参考。

适当给予训练，有助于宝宝发展

"陈医生，我的宝宝2岁了还不会说话，可是他都能听懂，是发展迟缓吗？"临床上常常碰到这个问题。首先我会询问爸妈，宝宝的动作发展是否延迟？如果宝宝在每个阶段的动作发展都不延迟，也听得懂长辈对他说话的意义，到2岁都不说话，大多数是因为家长太厉害了。怎么说呢？很多家长和宝宝太有默契了，宝宝一个眼神，家长就心领神会，马上就"伺候到位"，所以宝宝根本不需要开口说话。通常碰到这种状况，我会请家长好好训练宝宝，一定要让宝宝用言语表达，不能用眼神、手势或用哭来表达。一旦宝宝发现只要一哭，爸爸妈妈就会顺从，宝宝当然不愿意说话。所以，建议家长适度训练宝宝的表达能力，这才有助于孩子的身心发展。

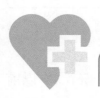

医生小叮咛

现在网络上可以找到很多资源，帮助家长尽早发现宝宝发展迟缓。一旦有疑虑，可以先找专业的儿科医生做基本评估，如果医生也觉得异常，通常会转诊到提供专业的医疗机构做进一步的诊断及治疗。希望家长不要有逃避的心态，应该让孩子及早接受治疗，让他追上同龄的宝宝，回到正常的轨道。如果一直拖延，越晚接受治疗，效果越差。

9 鼻涕流不停，到底是过敏还是感冒

"陈医生，宝宝一直流鼻涕，是感冒了吗""我自己有过敏性鼻炎，我的宝宝打喷嚏、流鼻涕，是过敏吗"……这一篇就来说说，感冒和过敏到底怎么分辨。

根据台湾的一项流行病学的研究，每100位小学生当中可能有50位是过敏性鼻炎患者。所以走在路上，随时都可能碰到一个过敏的小孩。但是很多家长搞不清楚宝宝到底有没有过敏的情况，尤其碰到宝宝打喷嚏、流鼻涕，许多人心中就会有疑惑：小朋友到底是感冒了还是过敏了？

一般家长的想法是，如果是过敏，应该不必吃药；但如果是感冒了，就需要吃药治疗。那到底过敏跟感冒如何区分呢？其实这两者很难分辨，因为症状常常重叠，家长可以看看两者的比较表。

过敏与感冒比较表

	过敏	感冒
持续时间	持续时间可长可短，一旦接触到过敏原就可能发病	一般感冒的症状持续7~10天
发作时间与地点	只要接触过敏原就会发病。很多人是对尘螨过敏，跟睡眠环境有关，多在晚上和早晨发作，白天除非持续接触过敏原，否则症状会较轻微。过敏也可能只出现在特定场所，例如接触动物的毛发后才产生症状	感冒的症状没有时间、地点的差别，通常一整天都会有症状
发烧	通常不发烧	可能会发烧
咳嗽	可能会发生	可能会发生
流鼻涕	可能发生，但过敏通常是清鼻涕	可能会发生，浓鼻涕跟黄绿鼻涕也可见
喉咙痛	偶尔发生	常常发生
肌肉酸痛	通常不发生	可能会发生
眼睛痒	常常发生	除非并发结膜炎，否则不太会出现
胃肠道症状	胃肠道过敏的小孩，吃了导致过敏的食物，就会出现呕吐、腹胀、腹泻的症状。过敏性鼻炎的小孩，一般不会有腹泻的情况	很多病毒感染，除了出现咳嗽、流鼻涕的情况，也会合并腹痛、腹泻、呕吐的症状
活动力	过敏虽然会造成不舒服，但很少影响食欲或活动力	通常不舒服，尤其是合并发烧，也会造成宝宝食欲和活动力下降
传染力	无	病毒感染是有传染力的，有些可持续14天以上

🖉 过敏性鼻炎和感冒最明显的区分方式

即使很难分辨，但还是有几个容易比较，也容易判断的区分方法。

1. 持续时间

以症状持续的时间来说，感冒通常是病毒或细菌感染，病程通常是7～10天，症状的高峰期通常在第3～5天，之后症状会渐渐减轻，然后消失。但过敏是一种慢性疾病，可能会长期反复出现，而且不会在第3～5天到高峰期，然后渐渐减缓的趋势。不过，除非症状反反复复出现，持续超过10天，否则在症状发生的初期，想用"持续时间"来区分过敏还是感冒，是不太可能的，这时候需要辅助条件来帮助诊断。

2. 发作时间

两者的"发作时间"不太一样，过敏通常是要碰到过敏原才出现症状，除非宝宝生活的空间布满了过敏原，不然症状都会出现在特定的时间或地点。例如，躺下睡觉时感觉鼻塞；早上起床的时候打喷嚏；或是接触宠物的毛发后流鼻涕。然而，感冒是不会有时间点的区别，没有人感冒时只在清晨猛打喷嚏，对吧？所以，这就是一个很好的区别方式。

3. 出现症状

过敏和感冒都可能出现咳嗽、流鼻涕、鼻塞等症状，但过敏鲜少出现发烧或是喉咙肿痛的现象。一般而言，过敏容易出现清澈像水状的鼻涕，但是感冒则容易产生白浊或是黄绿的浓鼻涕。

另外一个可以区分的方法就是宝宝的活动力及食欲，通常过敏活动力跟食欲应该都是正常的；但是感冒就不一样了，尤其是合并发烧的情况，宝宝容易觉得疲倦，活动力或是食欲会下降。

若有胃肠道的症状也可以帮助诊断，患有过敏性鼻炎的孩子，除非同时有胃肠道过敏，也刚好吃到会过敏的食物，不然不会出现呕吐、腹胀、腹泻等症状；但是很多引起感冒的病毒，常常也会造成胃肠道不适，所以咳嗽、流鼻涕再加上肠胃道症状，偏向病毒感染的概率较大。

4. 其他辅助条件

医生除了靠症状来区分感冒或过敏以外，也可以根据其他条件来辅助诊断。例如爸爸妈妈中有人过敏，宝宝自己有过敏性皮炎，病童的外观看起来有明显的黑眼圈等，这些都可以辅助医生判断宝宝是不是过敏性鼻炎。当然也可以使用内视镜去观察鼻黏膜的情况，但通常不用于婴幼儿。

其实过敏和感冒症状本来就很相似，尤其是原先就有过敏性鼻炎的小孩，时不时可能就会打个喷嚏或是流个鼻涕。治疗的药物也很类似，如果症状不严重，不管是过敏还是感冒，可以先观察，不需要吃药。但是症状如果很严重，会影响宝宝进食和睡眠。持续太久，无论是过敏还是感冒，都可以用药物来缓解症状。

唯一需要担心的应该是，感冒会传染，所以一旦宝宝有发烧或是感冒，家人就要注意个人防护，进行必要的隔离，否则本来一个人生病，最后变成一家人生病，家长非常辛苦。

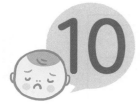

10 久咳不愈，
感冒久了会变哮喘吗

"陈医生，感冒太久都看不好，会变成哮喘吗？"

"咳嗽看了很久都没有好，医生说是过敏性咳嗽，难道就没办法了吗？"

在门诊中常常遇到，如果小朋友咳嗽了很长时间都不好，家长都会忧心忡忡地问我："如果感冒一直看不好，是不是以后会变成哮喘？"而当我告诉家长说，小朋友这个情况有点像是哮喘发作时，很多家长第一个反应便是，"是不是之前感冒没有痊愈引起的？"

先来澄清一下。感冒"很久"都不好的"很久"，到底多久才算呢？有人认为感冒应该3天就好了，有人觉得是7天，常常听到家长抱怨说："以前感冒两三天就好了，这次拖好久，是不是有什么问题啊？"

其实感冒是病毒或细菌感染，吃了药也不见得能很快就好。自然病程一般是7～10天（见112页一般感冒病程图），但是有些病毒或细菌可能持续14天以上，尤其年龄越小，病程可能拖得越久。所谓的"慢性咳嗽"，依目前的定义，咳嗽要超过"4个星期"以上。很惊讶吧？很多家长以为感冒咳嗽拖很久，其实都在自然病程的范围内，只是传统的想法还停留在

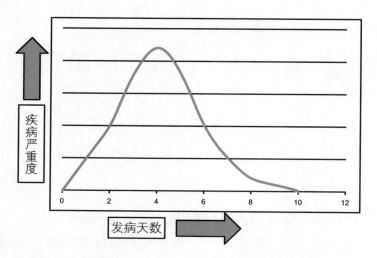

如上图所示，一般感冒的症状会维持7~10天，不管是发烧、咳嗽等症状，可能在3~5天最严重，之后症状会渐渐减轻直到痊愈。

一般感冒病程图

"感冒两三天就会好"的概念，当然会觉得这次咳很久都没有好，甚至认为是哮喘。

慢性咳嗽的原因

通常，我们认为哮喘是过敏引起的。其实很多因素可能会诱发哮喘，呼吸到冷空气、二手烟或是剧烈运动后，都可能引发哮喘；而感冒病毒，也常常是导致哮喘发作的元凶之一。很多小朋友哮喘发作，是在感冒的时候，这很容易让家属误以为哮喘是因为感冒没好引发的。其实不然，感冒病毒只能算是一个诱发哮喘的因素，原本没有哮喘的小孩，即使得到感冒，或是呼吸了冷空气，也不会有哮喘发作的情况。如果感冒咳久了必然变成哮喘，那感冒病毒大流行的时候，应该整个学校里得了感冒的孩子都变成哮喘了吧？！但现实生活并没有出现这种情况啊。

上面已经让大家知道，咳嗽咳得比较久，其实不见得是哮喘。那什么原因会造成儿童慢性咳嗽呢？

1．特别的感染

有些病原菌感染初期的症状和感冒很像，但是很容易导致儿童长期咳嗽，例如肺结核、百日咳等。

2．过敏

虽然慢性咳嗽一部分原因是哮喘引起的，但是过敏性鼻炎、鼻窦炎引起的鼻涕倒流，也会引起儿童慢性咳嗽。这些疾病对一般儿科医生而言，诊断与治疗都不会太困难，如果医生诊断是哮喘或是过敏性鼻炎所引起的，都会给予保养药物，通常症状可以控制。

3．呼吸道异常

呼吸道发育异常等会造成小朋友慢性咳嗽。如果是先天呼吸道发育异常，通常从出生就有症状。在婴幼儿比较常见的原因反而是吞入异物。由于异物卡在呼吸道的某个位置，造成呼吸道敏感而发生慢性咳嗽。

4．胃食管反流

胃食管反流在婴幼儿非常常见，如果宝宝有容易溢奶、吐奶的状况合并慢性咳嗽，或许就是胃食管反流引起的。这时候应当要治疗胃食管反流，使用止咳药物效果有限。

5．习惯性咳嗽或妥瑞氏症

有些幼童出现所谓的习惯性咳嗽，通常在医生看病或是父母关注时特别严重，但在晚上睡觉、玩耍、说话或是吃饭的时候就会减轻，甚至消失。妥瑞氏症有一型会以声音来表现，患者出现清喉咙、咳嗽等症状，上面这两种疾病通常使用止咳药物不见效，只有经过医生正确的诊断，才能帮助家长解惑。

6. 外界的刺激物

家长要观察一下小朋友咳嗽是否发生在特定的时间或地点。有些慢性咳嗽的原因是呼吸道刺激物：妈妈喷了香水，爸爸在抽烟，家里或是工作场所有挥发气体（如油漆），等等。如果发现小孩只在家里咳嗽，在户外或是学校不咳嗽，就要思考家中是不是有什么诱发咳嗽的因素，只要排除这些因素，咳嗽就可能有所改善。

7. 其他

大部分家长不了解，其实心脏有问题的小孩会表现出慢性咳嗽。不过，心脏病不会只有这个症状，通常会合并其他问题。

还有一种比较有趣的案例，有些患者耳朵当中的迷走神经较为敏感，如果耳屎比较多，可能会刺激迷走神经诱发咳嗽。通常这类患者只要把耳屎清一清就不咳嗽了，很神奇吧？

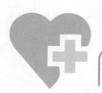

医生小叮咛

如果症状不严重，不管是过敏还是感冒，都是可以先观察一下，通常建议先不吃药。但如果症状持续3周以上，或严重到影响孩子的饮食和睡眠，都建议请专业儿科医生诊断一下。

另外，也不是每个久咳不愈的小孩都有哮喘，哮喘也不是因为感冒看不好造成的。导致慢性咳嗽的原因有很多，如果没有正确诊断，只靠止咳药水就想要治好，那是不太可能的。不过有些疾病除了需要有经验的医生以外，也需要家长的配合。

11 儿童鼻出血的原因与处理

"陈医生，我的宝宝很容易流鼻血，这样正常吗?"

"我儿子常常半夜流鼻血，而且连续两三天都这样，需要做检查吗?"

…… ……

很多家长应该都有碰到过小朋友鼻出血，常常被小孩半夜鼻出血吓到，碰到小孩满脸鲜血地跑来让家长感到手足无措，尤其当孩子反复出现鼻出血的情况，许多人就会担心小孩会不会有什么潜在的疾病。

儿童鼻出血的原因

我们先来了解一下会造成儿童鼻出血的原因。

1. 外伤；抠鼻子、擤鼻涕、吸入异物等。

2. 鼻黏膜受到刺激，干燥空气、过敏性鼻炎、吸入性药物、刺激性气体和呼吸道感染。

3. 结构问题，鼻中隔偏曲、肿瘤、鼻道狭窄。

4. 凝血功能异常、肿瘤、药物原因等。

最常造成鼻出血的原因应该就是抠鼻子。很多小朋友有抠鼻子的习惯，不小心就会把鼻黏膜弄伤，导致鼻出血。如果有异物塞进鼻子里导致发炎也会出现鼻出血的情况。至于有些人的鼻黏膜比较敏感和脆弱，在干燥的环境下就容易自发破裂而流血，这种情形在冬天干冷的气候下容易发生，夏天在空调房待很长时间也容易出现。

而过敏性鼻炎患者也容易发生鼻出血。当过敏原落在鼻黏膜上面，会诱发黏膜发炎，此时鼻黏膜很脆弱，再加上打喷嚏、流鼻涕、擤鼻涕，或是因为鼻子痒而反复搓揉，就会发生鼻出血。过敏性鼻炎使用的类固醇鼻喷剂，也会引发鼻出血的不良反应，病毒或细菌感染引起的呼吸道感染或是吸入某些刺激性气体，也都会引起鼻出血。

至于鼻道的结构问题，例如因鼻中隔偏曲或是鼻道狭窄造成鼻道气流的改变，可能会刺激鼻黏膜导致出血；鼻道内如果长出肿瘤，也可能出现鼻出血，需要手术处理。所幸这些原因在儿科并不常见，家长并不必过于担心。

小朋友容易发生鼻出血，比较常见且需要担心的大概就是会引起凝血功能异常的疾病：白血病或不明原因的血小板减少等。

什么情况的鼻出血需要去医院

看完上半段的说明，家长会发现，鼻出血这件事，可能只是偶尔出现的症状，也有可能是白血病、肿瘤等重大疾病，哪些情况导致的鼻出血需要去医院呢？

1. 鼻出血的时间太长

一般鼻出血的时间应该在5~10分钟，如果鼻出血的时间太长，可能就是凝血功能出了问题。

2. 出现合并症

除了鼻出血以外，牙龈也容易流血，或是身上其他部位很容易出现瘀青，这可能是凝血功能出了问题。如果凝血功能异常，应该出现在全身各个部位，不只是鼻出血而已。此外，如果合并不明原因的发烧、体重下降或盗汗等，可能也是出现疾病的征兆。

3. 老是同一个鼻道出血

前面有提到，某些结构异常、异物或是肿瘤，可能会引发鼻出血，这时候鼻出血就局限于同一个鼻道。不管抠鼻子还是过敏性鼻炎引起的鼻出血，两边鼻道都可能会发生。

4. 年龄在2岁以下

鼻出血很少出现在2岁以下幼儿，这个年龄很少抠鼻子，也不是过敏性鼻炎易发的年龄，所以2岁以下反复出现鼻出血，就需要引起注意了。

假如孩子常常鼻出血，且涉及上面四点提到的状况，建议请儿科医生评估。一般会先检查有没有局部长肿瘤或是结构异常，再视情况检验凝血功能。

儿童鼻出血的处理方式

如果医生已经排除疾病的可能，家长可以平常心看待鼻出血这件事。接下来了解鼻出血时该怎么处理。

1. 鼻出血虽然看起来很可怕，但是大多数情况出血量都不太大，所以不至于造成血压下降而需要输血的情况。唯一需要担心的是，鼻血会不会堵住呼吸道或因倒流而呛到。

2. 通常为了怕鼻血弄脏衣服就叫小孩把头往后仰。其实这样鼻血反而容易倒流至气管，非常危险。正确的做法是，头保持直立，轻微前倾就好，之后用手在鼻子的根部加压，也可以冰敷3～5分钟帮助止血。通常这样的处理措施可以有效减轻鼻出血。

3. 有些爸妈习惯把卫生纸塞进鼻孔来止血，其实不正确。这样做有两个缺点：一个是卫生纸塞住呼吸道会影响呼吸，虽然还有另一个鼻孔可供呼吸，并不是绝对不能塞；另一个是卫生纸会和血块粘在一起，取出卫生纸的时候会把血块从伤口移除，好不容易止住的血又继续流。

4. 过敏性鼻炎患者通常也比较容易发生鼻出血。因为一直反复流鼻涕、打喷嚏、擤鼻涕、揉鼻子，这些动作都会造成黏膜损伤而流血，所以要控制过敏性鼻炎。如果是过敏性鼻炎的儿童，已经在使用类固醇鼻喷剂，若出现鼻出血的情况，应考虑停药一段时间，待症状改善以后才可以继续使用。

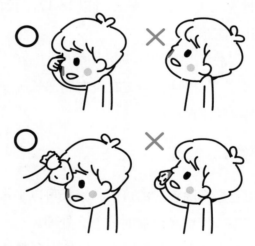

医生小叮咛

鼻出血是儿童常见又令家长头痛的问题，其实大多数儿童都不是疾病引起的，家长只要知道什么情况下去医院，了解正确的处理方法就好。大部分小孩长大之后鼻出血的毛病都会不治而愈。

12 常常感冒是宝宝免疫力有问题吗

很多爸爸妈妈问我："陈医生，孩子常常生病，他会不会免疫功能有问题？可不可以抽血检查一下免疫功能呢？"其实答案是不需要。从儿童的身高、体重，以及病史中就可以筛选出一些免疫功能有问题的小孩。

疑似免疫功能缺损的状况

那什么情况下才需要评估免疫功能呢？根据Jeffrey Modell Foundation于2011年制定的准则，免疫功能有问题的孩童可能会有以下10种情况。

1. 一年内新发生8次及8次以上的中耳炎。

2. 一年内发生过2次及2次以上严重的鼻窦炎。

3. 使用抗生素2个月以上仍未见明显改善。

4. 一年内发生过2次及2次以上的肺炎。

5. 婴幼儿体重无法增加或是正常生长发育。

6. 反复出现深层皮肤或是器官化脓。

7. 1岁以上的儿童，持续发生鹅口疮或是皮肤感染。

8. 需要静脉注射抗生素才可抵抗感染。

9. 发生过2次以上深层感染（例如脑炎、骨髓炎、败血症）。

10. 有免疫功能缺损家族病史。

不过，出现上述情况只能代表"疑似"免疫功能缺损，需要安排检查，不一定就是真有问题。一般家长比较担心的是小孩常常感冒。感冒是病毒或细菌感染，反复病毒或细菌感染，导致严重免疫功能缺损的概率并不高。根据统计，一个正常的小朋友，一年内罹患感冒的次数是8～12次，所以一个月得到一次感冒在可以接受的范围内。

当然，在一些时间点，宝宝罹患感冒的次数相对会比较多，例如冬天或是刚上幼儿园时，感冒的次数会增加，这也在可以接受的范围内。

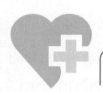

医生小叮咛

看完上面的文章，如果您的小宝贝没有前面提到的情况，家长可以放心。不过家长接下来会问："那吃什么可以增加抵抗力，让宝宝不轻易生病啊?"我的答案是，现在的宝宝营养都很好，除非偏食很严重或有慢性疾病的小孩，绝大部分只要正常饮食就好了。均衡饮食、适度运动、良好的生活和卫生习惯，就可以有效预防疾病了。

13 什么是生长痛，可以治疗吗

"陈医生，我的小孩常常喊腿痛，已经痛了好几个月了，可是平常看起来好好的，需要做检查吗?"

常常听到小朋友喊腿痛，甚至痛到影响活动，偶尔在睡觉时也会发生，感觉很困扰。家长带小朋友到医院来就诊，医生诊断是"生长痛"。什么是生长痛，有没有解决办法?

生长痛的原因

首先，来认识一下"生长痛"。生长痛一般发生在2~12岁的小朋友，尤其以女生比较常见。据统计有10%~20%的小孩出现过生长痛，至于原因目前还不是很清楚。有一种说法是认为小朋友在长个儿时，骨头长得比较快，肌肉和韧带被拉紧，所以小朋友会感觉疼痛；也有人认为跟小朋友的活动有关，可能和跑、跳或是攀爬有关。有论文指出，儿童运动了一整天之后，发生生长痛的概率比较高。

生长痛通常出现在傍晚或是深夜，有以下几个特点。

1. 疼痛严重时会影响到平常的活动，甚至睡觉时会被痛醒。

2. 疼痛不只局限于某一个部位而已，可能今天是右边膝关节疼痛，下次是左边踝关节疼痛。

3. 疼痛每个月都发生，而且至少持续3个月。

4. 疼痛是间歇性的，可能中间会有几天没有症状。

5. 如果运动比较剧烈，疼痛可能就会加剧。

6. 没有疼痛时，活动不受影响。

7. 经过检查，没有发现任何异常。

通常，小孩抱怨腿痛，家长比较担心是不是关节炎、肿瘤、肌肉拉伤、自体免疫疾病等。

生长痛怎么跟关节炎或是运动拉伤做区别呢？通常关节炎局限在一个关节，而且关节可能有红、肿、热、痛的情形。运动拉伤也通常只局限在一段肌肉或是某一个关节。生长痛的位置可能会跑来跑去，一下子喊右腿痛，一下子又变成左腿痛。

另外，关节炎或是运动拉伤应该都是持续的，疼痛会持续很多天，好了之后就不复发。生长痛则不一样，可能痛3天之后突然不痛，过两三天疼痛又出现了。

🖉 容易被误会是生长痛的症状

一般有经验的医生只要单凭问诊大概就可以正确诊断出生长痛，如果判断不出来，也可以安排检查。不管是抽血检查还是影像检查，生长痛的儿童，在所有检查中应该都是正常的。这是生长痛一个重要的特征。

看完上面的叙述，大家对于生长痛应该都有初步的认识了。接下来，我帮大家整理一下，什么样的痛应该去医院？如果出现下面的情形，建议要找医生，不要误以为是生长痛而延误病情。

1. 合并发烧。

2. 总是一个关节疼痛。

3. 疼痛部位出现红、肿、热、痛（外观看起来红红肿肿的，摸起来烫烫的，压下去有疼痛的感觉）。

4. 同一个部位整天持续疼痛超过3天。

5. 活动的时候疼痛，休息或是睡觉时不痛。

生长痛怎么处理呢？一般不需要治疗。最重要的就是，要让患儿本身或是长辈了解这是生长痛的自然病程。

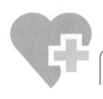

医生小叮咛

发生生长痛时，先减轻儿童本身的焦虑及害怕，考虑按摩或是做伸展运动，热敷也可能有帮助。如果这样处理之后还是没有解决问题，可以请医生开止痛药缓解症状，因为症状通常在傍晚或是晚上出现，其实不必整天规律地吃止痛药，待症状出现时再服用即可。另外要指出，虽然白天剧烈运动可能会促发生长痛发作，但家长不必限制儿童正常的日间活动。

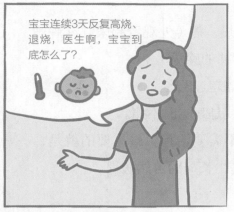

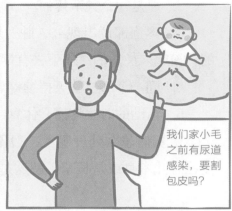

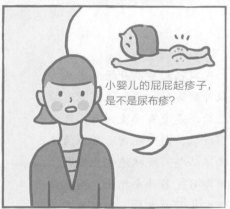

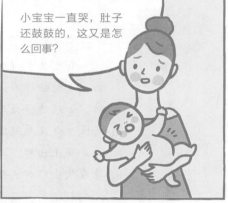

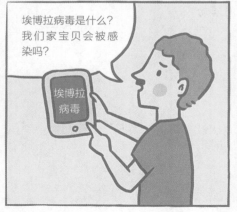

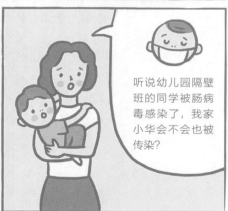

Chapter 3

医生来解答
宝宝常见疾病大解析

小宝宝反复发高烧，到底是幼儿急疹、麻疹还是尿道感染？川崎病到底有多可怕？宝宝肠套叠是什么？肠病毒、诺如病毒、轮状病毒、埃博拉病毒……林林总总的儿科常见疾病，交给专业的医生来解答！

1 幼儿急疹

"医生，我的小孩发烧又起疹子，是幼儿急疹吗？还是麻疹？医生说是病毒疹，到底是什么啊？"

常常在门诊碰到爸爸妈妈询问宝宝发烧后出疹子的问题，但是几个诊所医生的说法都不一样，到底是什么呢？

典型的幼儿急疹症状

幼儿急疹是病毒感染，也有人称它为"三日热"。幼儿急疹典型的症状是反复高烧3~5日，温度可能高达40℃，病童除了发烧、哭闹不安外，并没有咳嗽、流鼻涕等典型感冒症状，也没有呕吐、腹泻等胃肠道症状，而且宝宝的活动力和食欲都是正常的，退烧的当天或隔天躯干出疹子，之后往脸及四肢逐渐蔓延。疹子在躯干的密度比较高，四肢及脸上看起来不那么密集。虽然疹子看起来很多，但是宝宝不会有痒或是疼痛的感觉。疹子通常维持1~2天就消失（也有病童出现1~2小时就消失），消失后不会留下疤痕。

上面提到的是典型的幼儿急疹，但是有些患幼儿急疹的儿童，除了高烧以外会合并咳嗽、流鼻涕等感冒症状；也有些会轻微拉肚子、食欲下降、合并淋巴结肿大、抽筋……如果合并

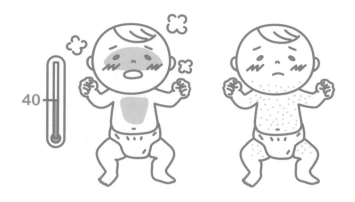

这些症状，医生通常会考虑其他疾病。

幼儿急疹一般情况表

致病原	主要是第六型人类疱疹病毒引起，第七型人类疱疹病毒也可能是元凶
好发年龄	7～13个月，有90%的病童在2岁以前罹病，有文献报告指出4岁以后的儿童，大部分都已经感染过幼儿急疹
好发性别	男女比例相同
季节	没有好发季节，一年四季都可能发生
传染途径	虽然幼儿急疹是病毒感染，但很少出现大规模发病的状况，所以病毒的传染力并不高
常见症状	持续3～5日反复高烧，但未合并其他症状；烧退之后从躯干开始出疹子

　　幼儿急疹是病毒感染，其实就像一般感冒，没有快速的特效药物可以治疗，也很少出现严重的并发症。但是最大的问题就是初期的高烧，很容易发烧超过40℃。对于家长而言，尤其是新手爸妈，1岁多的小孩发高烧，必然会心惊肉跳，也都

会带着宝宝冲进医院挂急诊。

🔖 幼儿急疹与其他病毒疹的区别

至于医生如何诊断幼儿急疹，其实也是要看到退烧之后身体出疹子了才能正确诊断。很多家长会问我，难道没有办法在高烧的前两天就诊断幼儿急疹吗？我必须遗憾地说，得幼儿急疹的宝宝，即使抽血检验，目前也无法快速诊断出来。

通常，一个发烧的儿童来就诊，儿科医生会先看年龄，如果在6个月到4岁之间，除了发烧以外没有明显症状，身体检查没有异常，活动力和食欲都正常，这时候就会考虑幼儿急疹。不过尿道感染也会有相似的表现，所以有些医生会先检验小便，排除尿道感染的可能性。这两种疾病的治疗南辕北辙，如果是幼儿急疹，通常不必治疗；但如果是尿道感染，则需要接受抗生素治疗。

必须注意的是，如果小孩发烧的同时出疹子，这时候就不像幼儿急疹，反而要担心是川崎病（小儿皮肤黏膜淋巴结综合征）、麻疹或病毒疹等其他疾病。

医学
小常识

病毒疹是什么

病毒疹是一个统称，很多病毒感染都会引发皮肤出疹子，例如肠病毒、腺病毒、EB病毒等。麻疹、风疹、幼儿急疹也都算是病毒疹。这些病毒疹有特殊的形态，可以让医生判断是哪一种病毒感染。如果疹子没有特征，医生看不出是哪一种病毒引起的，就会说是病毒疹。

从上面的叙述中，大家了解到，小孩如果只发烧，但没有出疹子，通常医生说"可能"是幼儿急疹，要爸妈回家观察三天看。但是有可能诊断是错误的，出现以下状况应该就不是幼儿急疹了，最好直接去医院找医生评估。

1. 退烧以后，食欲和活动力有下降的趋势或一直哭闹不安。

2. 合并其他症状，发烧同时出疹子、结膜炎等。

3. 有抽筋的现象，虽然有些小孩可能只是高热惊厥，但也可能是脑膜炎等严重疾病的表现，最好请医生判断。

4. 发烧超过5天，一般幼儿急疹发烧3～5天就会退烧了，如果发烧超过5天还没有退，要考虑其他疾病。

至于另外一个常常被问到的问题，幼儿急疹不是都只会长一次吗，为什么我的小孩长过了，医生还和我说，宝宝又得幼儿急疹呢？应该这么说，大多数的儿童只得一次幼儿急疹，但有的孩子的确可能得两次幼儿急疹。

幼儿急疹和麻疹的区别

有些长辈会问我疹子方面的问题，一般家长也会担心会不会是麻疹。目前可以免费注射麻疹、风疹、腮腺炎疫苗，打了疫苗之后，被感染的可能性就降低了。所以小朋友可能在没打疫苗时得麻疹。

麻疹和幼儿急疹区分表

	麻疹	幼儿急疹
相关症状	麻疹通常会合并咳嗽、流鼻涕和结膜炎	幼儿急疹通常没有其他症状
发烧与皮肤出疹的相对关系	通常是发烧的同时出疹子	通常是发烧3～5天，退烧之后才出疹子

续表

	麻疹	幼儿急疹
皮肤疹子的分布	通常先从脸上出现，然后往躯干移动，所以又称作向心状移动	通常从躯干开始出现，接着往脸上及四肢移动，又称作离心状移动
接触史	通常会有相关的接触史	通常找不到明确的传染源

接下来谈谈治疗。现在家长都很聪明，知道幼儿急疹是病毒感染，没有特效药，只能针对症状治疗。不过等到烧退了，看到疹子出现，确认是幼儿急疹以后，也代表疾病快要痊愈了。疹子因为不痛也不痒，过两三天就会自己消失，所以不必擦任何药膏，也不必口服任何药物。

幼儿急疹的治疗重点就在于正确诊断及适当退烧，至于退烧药的使用，读者可以参考前面退烧药的章节。最后要提醒大家的是，幼儿急疹很容易高烧到40℃，而且可能每4～6小时就反复一次，用了退烧药也很难回到正常体温。不过，即使这样，也不会烧坏脑袋，家长不必过度担心。

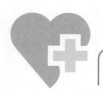

医生小叮咛

　　幼儿急疹好发于7～13个月大的宝宝。治疗重点在于正确诊断与退烧，由于幼儿急疹很容易高烧至40℃，而且初期症状与尿道感染或是其他病毒疹类似，所以建议家长多观察，宝宝发高烧时是否合并其他症状，以帮助医生在初期做正确的判断。

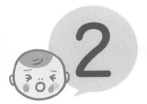

2 婴幼儿的尿道感染及预防

门诊直播

　　宝宝一直发烧，会是尿道感染吗？尿道感染本来已经好了，为什么会反复感染？为什么要做这么多检查？

　　先来介绍人体的泌尿系统（如尿液流向图），正常的小便由肾脏产生，经输尿管流至膀胱，再通过尿道排出体外。肾脏、输尿管、膀胱及尿道构成人体的泌尿系统。正常情况下，小便虽然是人体的排泄物，可一点都不脏，不像大便里有很多细菌。正常的尿液里没有细菌，一旦细菌侵入泌尿系统引起发炎，就称作尿道感染。

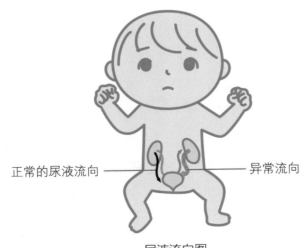

正常的尿液流向 ——————　　　　——————— 异常流向

尿液流向图

♂ 婴幼儿的尿道感染症状

尿道感染，以位置来说可以简单分为上尿道感染（急性肾盂肾炎等）和下尿道感染（膀胱炎等）。为什么要区分上尿道感染和下尿道感染呢？因为两者的症状不同，急性肾盂肾炎通常会发高烧，患者也会出现后腰痛或背痛。膀胱炎则不同，可能只会轻微发烧，甚至不发烧，而且不会背痛，只是解尿疼痛、频尿、尿急或是尿不干净，但是这些症状都只会发生在成人或是年龄比较大（＞3岁）的小孩身上，2岁以下的幼儿通常不会出现。多数婴幼儿会出现的症状可能只有发烧和哭闹不安而已，此时想要单靠症状或是身体检查来诊断尿道感染，难度非常高。

因此在诊断上只能靠尿液检验，通常婴幼儿如果只发烧而没有感冒或是肠胃炎症状，身体检查不出有哪里发炎，这时候就得考虑验小便。

目前收集小便的方式大概有三种：一种是贴尿袋，一种是用导尿管，最后一种是用针做耻骨上膀胱穿刺来收集。后面两种准确度比较高，收集也比较快速；贴尿袋虽然没有侵入性，但是收集到的小便可能受到皮肤上的细菌污染，收集的时间也比较久（有时候需要好几个小时）。

至于收集到的小便，一般会用试剂和显微镜直接检验有没有脓尿或血尿，检验结果通常半小时就可以出来。在医院里还会搭配人工显微镜检查，这样可以提高检验的正确性。如果发现脓尿、血尿或细菌，"可能"就是尿道感染，请注意这里说的是"可能"，而不是"确定"。

如果要完全确定是尿道感染，通常需要靠尿液的细菌培养，不过这通常需要3～7天的时间。所以一般确诊尿道感染，得先参考试剂及显微镜镜检的结果来判断，如果感染概率比较高就应提前治疗，否则容易延误病情。

婴幼儿尿道感染的高危人群

哪些小孩得尿道感染的风险比较高呢?

1．年龄和性别

年龄较小的小孩得尿道感染的风险比较大。和大人不同（通常是成年女性概率比较高），1岁以下的宝宝以男宝宝得尿道感染的概率比较高，1岁以上则是女宝宝概率比较高。

2．未割过包皮

通常没有割包皮的宝宝，尿道感染的概率是割过包皮宝宝的10倍。但是很多没有割包皮的宝宝也从来没有感染过，所以除非反复尿道感染，医生又找不出其他原因，才建议割包皮。

3．尿道结构异常

有些宝宝因为尿道发育异常导致容易反复感染。

4．之前曾出现过尿道感染

根据研究指出，之前发生过尿道感染的宝宝，发生第二次尿道感染的机会有"轻微"升高。

5．疾病因素

有些疾病因素也会影响排尿，最常见是脊髓神经异常或是受过伤，伤到控制尿尿的神经，造成排尿功能受损。

一旦婴幼儿经诊断存在尿道感染，治疗的方式就跟成人一样——使用抗生素。如果是急性肾盂肾炎，可能要住院并注射抗生素；如果只是膀胱炎，有些医生会采用口服抗生素的方法进行治疗。

🍼 尿道感染的预防

有研究指出，曾经罹患尿道感染的小孩，有8%～30%的人会出现第二次尿道感染。因此对于尿道感染的预防，家长应该有所了解。

预防尿道感染大致分为两种方式。膀胱输尿管逆流的小孩，有些需要长期服用"预防性的抗生素"来预防感染，有些需要接受手术治疗。对于没有尿路结构异常或是其他疾病的小孩，通常不需要预防性地使用抗生素，除非感染次数过于频繁，才有专家建议预防性使用抗生素。

除了口服抗生素以外，家长应该注意宝宝屁屁的清洁。因为尿道感染最常见的致病菌是大肠杆菌，很多是从大便来的，所以应该勤换纸尿裤，避免生殖器沾染大便的时间过久。清洁屁屁时，不应该从肛门往前擦拭。男宝宝则要注意包皮的清洁，反复尿道感染，可以考虑割包皮手术。

有些家长会问我："听说吃益生菌和喝蔓越莓汁可以预防尿道感染，对小孩有效吗？"据研究，使用益生菌来预防尿道感染的效果并不好；至于蔓越莓汁，虽然有研究认为有预防效果，但是功效不大。多喝蔓越莓汁没有什么不好，不过切记不要影响孩子正餐的量。

尿道感染一般情况表

致病菌	最常见的是大肠杆菌
好发年龄	各年龄层都会发生
好发性别	1岁以下，男＞女；1岁以上，女＞男
常见症状	发烧，且没有合并其他感冒症状或肠胃症状
预防方法	• 先天性 长期服用"预防性的抗生素"来预防，或者手术治疗 • 后天性 1．勤换纸尿裤，注意宝宝尿道、屁屁附近的清洁 2．男宝宝若反复感染，可考虑割包皮手术 3．补充蔓越莓汁可能有一定的预防效果，但不宜过量

先天性尿道结构异常

先天泌尿结构异常该怎么检查呢？目前针对儿童尿道感染所做的检查比较常见的有三种。

第一种是肾脏B超：是非侵入式的检查，可以检查是否有水肾、肾脏萎缩等问题。

第二种是肾脏皮质扫描：这个检查是将一种微量的放射性物质打进血管内，主要目的是检查肾脏有没有受伤或结疤，同时可以比较两侧肾脏的功能。

第三种是膀胱输尿管造影：这个检查需要插尿管，检查的方式是注射显影剂进入体内，目的是检查有没有膀胱输尿管逆流的现象。

一般而言，尿液应该是从肾脏流经输尿管至膀胱，这个通路应该是"单行道"。可是，有些小朋友因为没有发育成熟，所以变成"双行道"，这样就会常常出现尿道感染，也会造成肾脏受损。

上面提到的三个检查不能互相取代，所以如果有必要，三种检查都得做。但第三种检查因为要插尿管，所以家长通常会犹豫。当小朋友第一次尿道感染时，有人会先安排肾脏B超和肾脏皮质扫描，如果这两个检查皆发现异常，才安排膀胱输尿管造影；如果前两种检查都正常，则暂不做第三种检查。

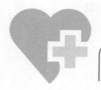

医生小叮咛

预防宝宝尿道感染，家长平时应该注意勤换纸尿裤，选择透气、不易过敏的纸尿裤。替宝宝清洁屁屁时，应该由前往后擦拭。若宝宝出现反复感染，建议请医生检查是否有先天性尿道异常的问题。

3 可怕的川崎病

3岁的小真反复发烧3天都没退，身上还长出了疹子。爸妈很担心是川崎病，前来求助。

川崎病，以前有些学者称为"小儿皮肤黏膜淋巴结综合征"，由于是日本儿科川崎富医生于1967年首先提出的，为了纪念这位医生，就以他的姓氏命名。

川崎病在全世界各地都有，不过发病率最高的地方是在东亚，日本、韩国、中国的发病率就比美洲、欧洲各国高许多。日本5岁以下幼童每年的发病率大概为0.215‰，中国台湾地区的发病率则在0.069‰左右。引起川崎病的原因目前还不清楚，虽然一般都发生在5岁以下的幼童，但是也有少数成年人发病的病例。

川崎病基本状况

致病原因	确切发病原因目前不是很清楚，亚洲国家通常在夏天发病较多，而且曾经出现少数地区群聚感染的现象，所以有学者认为和病毒或细菌感染有关。但是它又和感冒不同，并不是接触过川崎病的儿童就会被感染
好发年龄	通常发生在6个月到5岁之间的儿童，6~11个月大的宝宝发病率最高
主要症状	不明原因的发烧持续5天以上，并伴随下列四种以上的症状 1．两侧眼睛出现没有分泌物的结膜炎 2．口腔黏膜变化，比如红肿的嘴唇、裂纹及草莓舌 3．全身出现多形态的红疹 4．颈部淋巴结肿大（至少有一个淋巴结直径>1.5厘米） 5．四肢的改变，包括手脚水肿、手掌或脚掌出现红斑、指尖出现脱皮的现象
治疗方法	免疫球蛋白及高剂量阿司匹林

除了上述情况外，也有学者认为川崎病患者是全身性的血管发炎，应该是一些因素诱发的身体免疫反应，也有可能和基因有关，所以东亚人发病率比较高。不过目前还没有正确答案，有待进一步研究。

其他可能伴随出现的症状还有这些，括号内为可能出现的概率。

1. 腹泻、呕吐、腹痛（61%）。

2. 躁动不安或是倦怠感（50%）。

3. 咳嗽、流鼻涕（35%）。

4. 食欲下降（37%）。

5. 关节痛（15%）。

6. 打卡介苗处红肿（50%）。

川崎病是根据症状来诊断，不能根据抽血的检验结果来确诊，这时候医生的经验就很重要了，所幸一般儿科医生对于这个疾病应该都很熟悉，如果症状很典型，也符合上面提到的条件，通常都不会被误诊。

容易与非典型川崎病混淆的疾病

最容易造成混淆的，就是称作"非典型"或是"未完全"的川崎病。什么意思？诊断川崎病需要发烧持续5天以上，并伴随上面提到的四种症状之一。如果都符合，就是典型的川崎病；如果症状只有其中几项，就只能称作"非典型"或是"未完全"的川崎病，这是临床上最容易让医生困扰的部分。

举个例子，小患者发烧5天合并身体出疹子，但是没有结膜炎或是嘴唇红肿的现象，可能只是病毒疹，也有可能是非典型的川崎病，这两者的治疗方向完全不同。

此外，容易和川崎病混淆的疾病还包括腺病毒感染和猩红热。

腺病毒感染除了发高烧以外，也会出现结膜炎。不过，腺病毒引起的结膜炎偏向化脓性的结膜炎（分泌物比较多），和川崎病的非化脓性结膜炎稍有不同。猩红热也会有类似川崎病的表现，猩红热可能有发烧、草莓舌、淋巴结肿大和皮肤出疹子。不过猩红热通常好发年龄为5岁以上，通常也不会有结膜炎的表现。

另外，川崎病初期常常会被误认为是尿道感染。由于川崎病是一种全身性的血管发炎，肾脏血管也会受到影响，所以可能会在尿液里面发现白细胞（也就是脓尿的现象）。如果初期身上没有疹子，单凭发烧或是小便出现脓尿，就容易被诊断成尿道炎，并进行抗生素治疗。

川崎病的治疗

对川崎病的治疗，目前第一线的治疗是在10天之内使用免疫球蛋白及高剂量阿司匹林，有85%～90%的病童会退烧，有少数的病童需要第二次使用免疫球蛋白或使用类固醇才退烧。退烧之后，改用低剂量的阿司匹林。

医学小常识

免疫球蛋白是把人体血液里面的抗体提取出来，目的在调节身体的免疫功能，提供抗体，所以广泛应用于很多疾病的治疗。虽然免疫球蛋白治疗有效，但毕竟是从血液提取出来的，最担心的是里面存在有"目前医疗"还未知的感染源，可能因为打免疫球蛋白而被感染，比如病患原本没有丙肝，却因为输血而被感染丙肝。所以没有必要时，应该避免使用这些血液制剂；但是如果病情需要，家长也不用太担心，毕竟现在医疗技术这么发达，可能残余感染源的概率也不高。

得川崎病的儿童，如果没有合并冠状动脉病变，其实就可以当作一般健康儿童来照顾。家长照顾川崎病患儿不要有任何压力，唯一需要注意的只有注射疫苗。由于免疫球蛋白会影响风疹疫苗、水痘疫苗等疫苗的效果，建议间隔11个月以后再打这些疫苗。因为得流行性感冒又服用阿司匹林，可能会引起严重的瑞氏综合征，所以最好在流感流行前打流感疫苗。

瑞氏综合征好发于孩童，死亡率非常高。发生的原因目前并不是很清楚，但是大多数的病患都是病毒感染时使用阿司匹林退烧引起，又以流行性感冒病毒和水痘病毒感染最为常见。病童会突然出现持续呕吐、哭闹、意识不清、痉挛，甚至昏迷。严重者发病2～3天就会致死，即使没有死亡，常常因为神经受损而留下后遗症。

4 婴儿肠套叠

门诊直播

一名9个月大的男婴半夜突然醒来大哭大闹，还呕吐，旋即安静；一会儿又开始哭闹，如此反复，而且伴随呕吐，又排出血便。爸妈赶快送到急诊，医生一听症状，立刻安排B超检查，诊断是婴儿肠套叠。经过处理，宝宝情况好转。

肠套叠，顾名思义就是一段肠子套进另一段肠子里面（如肠套叠示意图），通常发生在2岁以下的幼童，出现在3个月以下或是6岁以上宝宝的情况比较少。肠套叠发生的原因并不清楚，但有时候和肠道感染有关，有时候是憩室、息肉、肿瘤等问题引起。通常出现的典型症状是腹痛、呕吐及血便。

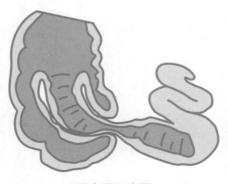

肠套叠示意图

很多爸妈会问，肠胃炎不是也会腹痛和呕吐吗？肠胃炎和肠套叠怎么区分？和一般肠胃炎腹痛不同的是，肠套叠的腹痛有一个特别之处：宝宝会出现剧烈腹痛，哭闹不安，然后腹痛会停止，过15～20分钟又开始出现腹痛并哭闹，两次腹痛中间好好的。这主要是一开始肠子套进去，因为套得还不是很紧，所以套进去会感到疼痛，肠子又会自己松开，患者就感觉不痛了，过15～20分钟以后，肠子又套进去，疼痛又出现，所以才会出现15～20分钟一个周期，反复疼痛又缓解的规律。腹痛之后会出现呕吐，后期若肠子卡死不动的话，还会吐胆汁，解出草莓果酱的大便（粪便中混杂鲜血及黏液）等。此时如果不尽快处理，宝宝就会越来越无力，甚至休克。

肠套叠的诊断与治疗

肠套叠算是2岁内幼儿的一种急症，如果及早诊断，大多可以用非手术的方法治疗。但到了疾病后期，肠子卡住导致坏死或是破裂，就必须采用外科手术治疗了，所以早期诊断肠套叠非常重要。

对于专业的儿科医生来说，只要2岁内幼童出现这种间隔15～20分钟的规律腹痛，就应该考虑肠套叠。在初期不会出现所谓草莓果酱的大便，也不见得摸得到肠子套住的肿块。一旦症状符合规律腹痛这一情况，应该使用影像学检查来帮助诊断，比较准确的检查方式是腹部B超检查。腹部B超除了帮助诊断以外，还可以用来监测治疗有没有效果。

通常肠套叠的治疗，是用钡剂或生理食盐水灌肠，利用压力把套住的肠子推出来，这时候医生会利用B超监测套住的肠子是不是真的解开了。如果没办法做B超，可以考虑安排腹部

CT来诊断，但通常需要麻醉，并且有辐射。

不过，灌肠的压力可能会把已经套住而且受伤的肠子弄破。如果套住的肠子卡得很紧或套住的时间太长，光靠灌肠的方式想要成功解开的可能性就小了。这时候就得进行外科手术的处理，甚至需要把卡住缺氧坏死的肠子切掉。所以早期诊断肠套叠对治疗及预后有很大影响，只要在发病的黄金24小时之内做出诊断，大多都可以靠非手术的方式治疗成功。如果肠子套住的时间超过48小时，接受手术的可能就增加了。

肠套叠基本状况

致病原因	原因目前不明确，有时候和肠道感染有关，有时候是憩室、息肉、肿瘤等引起
好发年龄	3个月以上，2岁以下的幼儿
典型症状	1．规律的腹痛：患者会出现剧烈的疼痛，哭闹不安，然后疼痛突然消失，过不久又出现严重的腹痛，周期15～20分钟 2．呕吐，后期会出现吐胆汁的情形 3．草莓果酱般的大便（粪便中混杂鲜血及黏液） 4．腹部可能摸到肿块

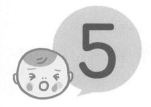

5 令人闻之色变的肠病毒感染

门诊直播

可以说，肠病毒现在应该是无人不知了，也让许多家长闻之色变，很多小朋友都曾经感染过。不过肠病毒常见的症状是什么？家长的常见问题又有哪些？该如何预防肠病毒感染？

肠病毒这么有名，应该要归功于肠病毒71型。由于这一型肠病毒感染并发重症的概率比较高，因此几乎每年都会进入流行期而出现死亡病例，所以很多爸妈一碰到小朋友发烧，就会问是不是得了肠病毒？

肠病毒的常见症状

首先介绍罹患肠病毒可能出现的症状。

1. 无症状感染或单纯发烧（出现的概率达90%）。
2. 类似感冒的症状。
3. 疱疹性咽峡炎、手足口病。
4. 无菌性脑膜炎、病毒性脑炎、肢体麻痹综合征。
5. 心肌炎、心包膜炎等。
6. 急性出血性结膜炎。
7. 急性肠胃炎，但不严重。
8. 病毒疹。

以上几种症状，家长比较熟知的应该是疱疹性咽峡炎和手足口病这两种。因为这两种症状表现在外观上比较容易判断。其实肠病毒感染最常出现的症状，可能只是轻微咳嗽、流鼻涕，或是单纯发烧而已。这些症状都与一般感冒症状类似，因此对于医生而言，其实很难判断是感染了肠病毒还是患了普通感冒。

有时候，小朋友出现腹泻或呕吐症状，家长就担心："会不会是肠病毒感染？"其实肠病毒的名称容易引起误会。肠病毒虽然是在人体的胃肠道里繁殖，可感染后较少出现胃肠道症状。少数肠病毒感染的儿童会出现呕吐、腹泻等肠胃炎症状，但是比起轮状病毒感染或诺如病毒感染引起的呕吐、腹泻，都算是很轻微的。

出血性结膜炎的表现，很少有人知道，也就很少有人会想到结膜炎竟然是肠病毒引起的。另外，由于很多病毒感染都会引起病毒疹，肠病毒引起的疹子形态并不特殊，没办法从疹子的外观就鉴别是否为肠病毒感染。

疱疹性咽峡炎的表现是口腔内出现溃疡，手足口病则是除了口腔内溃疡以外，手脚和身体会出现典型的水疱症状，医生可以从外观轻易诊断肠病毒感染。其他的表现都不能靠"眼睛看"诊断出来，需要经过实验室检验才行。

肠病毒感染患者的照顾

小朋友感染肠病毒怎么办？大多数感染肠病毒的小孩不需要治疗就会痊愈，目前没有特效药可以治疗肠病毒感染。对于一般肠病毒感染的治疗只有所谓的"支持疗法"。什么叫"支持疗法"？就是患者出现什么症状就处理什么症状，也就是对症治疗。

接下来针对肠病毒感染出现的症状，介绍处理的方法。

1. 发烧

肠病毒感染的孩子，有些会发烧3～7天，有些是不发烧的。大部分医生会建议，如果孩子发烧时感到不舒服，可以考虑给退烧药；如果小孩发烧，但是没有不舒服，爸妈不给退烧药也没关系。

2. 喉咙或口腔疼痛

这是肠病毒感染后照顾起来比较麻烦的症状之一，怎么说呢？肠病毒感染之后，很多孩子出现口腔溃疡，喉咙很痛，拒绝吃东西，很容易脱水，需要住院或是到急诊输液。遇到这种情形，处理的方式如下。

- 口服退烧药

在儿科常用的退烧药，除了有退烧功能以外，也有止痛的效果，所以很多医生会开这一类药物给感染肠病毒的儿童。

- 止痛喷剂

有些医生认为口服止痛药的效果不好，再加上宝宝喉咙痛时拒绝吃药，所以会建议使用止痛喷剂。市面上的产品很多，使用的方式大致是进食前30分钟喷一次，等药效发挥之后，患者的疼痛感会降低，这时候就可以进食了。

- 食用适合的食物

通常肠病毒感染的小孩会因为疼痛影响进食，如果吃的是热腾腾的食物，会加重疼痛。所以和感冒不一样，很多医生会建议吃一些冰凉、流质、软烂的食物，例如布丁、冰激凌。

- 重症的观察

肠病毒感染最怕的就是出现重症，尤其是感染肠病毒71

型，导致死亡或是留下神经方面后遗症的概率很高，家长应该多注意孩子是否出现重症。

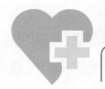

医生小叮咛

如果病童在发烧的情况下出现嗜睡、意识改变、活力不佳、手脚无力、持续呕吐、呼吸急促或心跳加快（＞120次/分），或出现类似惊吓或突然全身肌肉收缩的反应，应该尽快送往大医院请儿科医生评估状况并处理。

至于肠病毒感染的治疗，很多家长听到儿童感染肠病毒以后，都希望医生开出药物，避免变成重症。但是前面提到，目前并没有特效药可以治疗肠病毒感染，也没办法预防肠病毒感染变成重症。通常医生开的是退烧止痛药或是增加食欲的药物，抗生素对肠病毒感染没有效果。至于重症的肠病毒感染者，医生会使用注射型的免疫球蛋白来治疗。

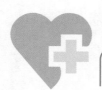

医生小叮咛

讲到肠病毒感染的治疗，还是要来碎碎念一下，肠病毒感染是病毒感染，目前没有有效的抗病毒药物可以预防重症，也没有特效药可以杀死肠病毒。除了重症患者外，目前都是采取对症治疗：发烧、喉咙痛就给予退烧止痛药，拉肚子就给予止泻药……

🍼 肠病毒感染的常见问题

前面整理了一般肠病毒感染患者的护理及注意事项，接下来说说其他常被问到的问题。

Q1 家里有人肠病毒感染，他的兄弟姐妹立即被隔离开，可是我们要观察多久才能确定其他人没被感染？

A: 通常肠病毒感染后，潜伏期是3～6天，建议观察1周左右。如果1周都没发病，代表已经安全，没有被感染。

Q2 肠病毒感染后，通常需要停课1星期，这1星期是从哪天开始算起？

A: 肠病毒感染后，有些小朋友是先发烧，口腔和手脚才出现溃疡及水疱。这时候应该从发烧第一天开始算。如果没有发烧，就是从喉咙痛的第一天开始算，而不是从确诊开始算。因为从患病以后到被确诊为肠病毒感染，可能都过了三四天了。要注意的是，虽然很多学校要求肠病毒感染的小孩停课7天，但是在被感染的粪便里，3个星期以内还可以发现肠病毒，只是病毒量和传染性不高，但并不表示完全不传染，所以重点还是要注意个人卫生，勤洗手。

Q3 肠病毒感染以后，何时可能出现重症？家长需要关注多久？

A: 肠病毒感染整个病程从发病一直到疾病结束，通常是7～10天，而重症出现的时间，大多在发病后2～7天，平均为发病后的第3天，所以发病后的前5天应该特别注意。

6 新型病毒与细菌

门诊直播

埃博拉病毒是什么呢？听说最近还出现了超级细菌，那是什么？新闻和网络上的报道看起来都非常可怕，我们带小朋友去旅游需要特别注意什么呢？

这一两年新闻报道常常会提到埃博拉病毒，这个病毒大多数人（包含医生）都不曾听过。其实这个病毒跟登革热很像，是经由蚊子叮咬传播的。症状也很像，病患发烧，合并皮肤出疹，有时会有关节疼痛或结膜炎，也有头痛、肌肉酸痛及后眼窝痛。虽然症状跟登革热很像，但程度轻很多，重症病例也不常见。让人担心的是，一些孕妇被埃博拉病毒感染之后，可能生出小头畸形的宝宝（不过目前无法证实埃博拉病毒跟小头畸形有关）。跟登革热一样，目前也没有药物可以治疗埃博拉病毒感染。

如果去出现了埃博拉病毒的国家和地区（尤其是孕妇），请做好防蚊措施，尽量穿长袖衣裤，使用防蚊产品。

超级细菌是什么

什么是"超级细菌"？这个名词听起来很像电影里会出现的生化武器，但其实指的是对很多抗生素有抗药性的细菌。至于超级细菌产生的原因，就是滥用抗生素。

自然界及人体身上都带着细菌，如果使用抗生素，会杀死没有抗药性的细菌，残留下来杀不死的就是具有抗药性的细菌。本来自然界中没有抗药性和有抗药性的细菌会相互竞争，带有抗药性的细菌其实没办法大量繁殖。但是使用抗生素以后，杀死了没有抗药性的细菌，留下来的就是有抗药性的菌株，而且这些细菌，因为没有其他对手的竞争，就会变成医疗问题。

　　大家可以想象，超级细菌最常出现的地方，应该在医院。医院里有各式各样被病毒、细菌感染的患者，医生需要开抗生素来治疗，从一开始使用第一代的抗生素，之后筛选出来有抗药性的病菌，病情如果没有受到控制，医生就开第二代抗生素，之后可能又需开立第三代、第四代抗生素……这时候超级细菌就出现了。

　　另一个超级细菌可能出现的地方，就是牧场或养殖场。有些畜牧业者为了让动物不生病就在饲料里添加抗生素。在这些养殖场养的动物身上能查出抗药性菌株，人类处理或是食用这些动物的肉后，就可能接触到这些细菌。

　　这些超级细菌，听起来很可怕，但是并不是碰到这些超级细菌就生病。通常都是免疫力不好才会被感染，很多人都是因为其他疾病住进医院接受治疗，因为抵抗力下降的同时接触到这些超级细菌才被感染。

　　需要强调的是，这些超级细菌并没有那么高的传染力和致病能力。举个例子来说，在医院工作的人，身上可能都带有这些超级细菌，但很少被这些细菌感染，也并没有传染给家人。

　　家长可以做的，应该是避免滥用抗生素，千万别自行使用或是自行停止使用抗生素，这样的行为会造成抗药性细菌的出现，也不要把这些未使用完的抗生素随意丢弃。很多病患之所以被感染，都是因为抵抗力不好，所以住院或是已经生病的小孩，更要注意个人卫生，这时候要勤洗手。

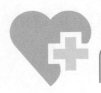

医生小叮咛

　　新型病毒、细菌在不断增加或在变种，而这些病毒、细菌又非常微小，一般人很难察觉。最重要的还是勤洗手，养成良好的个人卫生习惯。

7 儿童急性肠胃炎的预防与护理

门诊直播

陈医生，我们家小朋友又吐又拉，别的医生说是肠胃型感冒，可是您说是急性肠胃炎，到底有什么不同呢？我在家该如何照顾他呢？

最近门诊常出现小朋友发烧合并呕吐或拉肚子的情况，我跟家长解释是急性肠胃炎，结果家长常常问我，这是不是所谓的肠胃型感冒？其实，在医学类教科书上是没有所谓的"肠胃型感冒"这种疾病。

通俗来说，肠胃型感冒就是一种急性肠胃炎，症状就是发烧、恶心、呕吐、腹泻等。这跟流行性感冒不太一样，是为了解释方便才出现的"肠胃型感冒"这种说法，其实正确的病名是急性肠胃炎。

儿童肠胃炎的原因与症状

一般来说小朋友的肠胃炎原因可能很多，最常见的不外乎病毒性肠胃炎和细菌性肠胃炎。至于传播方式，大多是"粪口传播"：吃到被污染的食物或是手接触到被污染的东西，没洗手就吃东西。另有一部分是飞沫传染。不见得是小朋友乱吃东西引起的，其实很多时候是吃东西前没有好好洗手导致的。

至于细菌性肠胃炎和病毒性肠胃炎有什么不同？对医生来说，虽然肠胃炎基本的治疗方向大致相同，通常是给止泻药。如果吃不好或是怀疑电解质紊乱，会考虑补充电解质。患细菌性肠胃炎，在一些情况下，细菌会跑到血液里，引起脑部或是骨髓发炎，甚至会引发败血性休克，因此得使用抗生素。

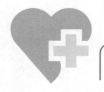

医生小叮咛

　　如果小朋友出现以下状况，建议找医生进行诊断。

1. 活动力不太好，一直睡觉。
2. 密集发烧，给退烧药的间隔时间越来越短。
3. 出现脱水迹象，哭的时候没有眼泪或整天没有小便。
4. 剧烈腹痛，无法进食。

急性肠胃炎的护理

　　虽然急性肠胃炎是非常常见的疾病，可是很多人护理急性肠胃炎患者的方法是错误的，所以再次提醒大家。

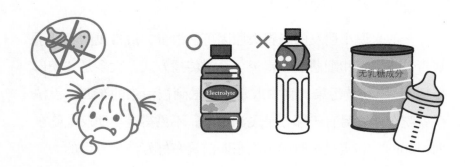

无乳糖成分

1. 严重呕吐时要禁食

小朋友的肠胃道发炎，就不能工作了，强迫它工作的后果就是呕吐。而药物靠肠胃道吸收，所以吐得严重的时候，其实连药物都没吸收（这时候只有打针或止吐才有效果）。很多家长担心小朋友呕吐脱水，一直让小朋友喝水或吃东西，结果喝50毫升，呕吐100毫升，反而导致情况恶化。

所以严重呕吐的时候应该禁食，如果小朋友口渴的话，可以用水漱口或是沾湿嘴唇就好。禁食时间为2~8小时。禁食过久的话，真的会发生脱水，如果禁食了一段时间，还是一吃就吐，再加上有脱水的症状，就需要输液了。

2. 拉肚子可视情况禁食

对于拉肚子需不需要禁食的问题，如果吃得越多，腹泻也越严重，医生可能会建议暂时禁食。不过新的观念是越早恢复进食，肠胃炎好得越快。

3. 多补充水分和纠正电解质紊乱

通常肠胃炎患者得补充水分和纠正电解质紊乱，有些医生会让患者喝稀释的运动饮料。纯运动饮料糖分过高，渗透压也高，反而会使病情恶化，稀释之后电解质也被稀释了，所以达不到纠正电解质紊乱的目的。正确的做法应该是买电解质液来喝，价钱便宜，而且不必再稀释了。

4. 婴幼儿得了肠胃炎，建议更换无乳糖配方奶

如果是婴幼儿得了肠胃炎，由于肠道中代谢乳糖的酶很容易被破坏，所以会出现乳糖不耐受。很多医生建议将配方奶稀释，目的就是稀释乳糖，但这样还是拉肚子的话，就要考虑换喝无乳糖配方奶。

另外一个常常碰到的问题是，小朋友改了无乳糖配方奶

后，腹泻情况好转了。但有些人会说"无乳糖配方奶营养是不够的，所以不能长期使用"或是"无乳糖配方奶喝久了会伤肾脏"，这个问题在前面已经解释过，目前市售的无乳糖配方奶，只是把乳糖成分去除，营养跟一般配方奶是相同的。学者也做过比较，长期喝一般配方奶跟长期喝无乳糖配方奶的小孩，身高、体重都不会有太大差异，所以不要听信谣言。

下面来介绍，两种导致肠胃炎的病毒：诺如病毒和轮状病毒。

病毒界的法拉利：诺如病毒

每年1～4月是诺如病毒肠胃炎流行期，除了小孩以外，大人也难以避免。先来简单认识一下诺如病毒。

诺如病毒又称作"病毒界的法拉利"，为什么这样称呼？其实就是这个病毒的传染速度非常快。这个病毒除了传播的速度很快以外，传染力也非常惊人，通常患者的呕吐物里面含有诺如病毒，如果接触就可能被感染。

诺如病毒感染者会出现恶心、呕吐、腹泻、腹胀、腹痛、发烧、疲惫、头痛、肌肉酸痛等，不过大多数以呕吐为主，拉肚子症状较为轻微。

诺如病毒主要是经粪口传播，也就是吃进了诺如病毒而被感染。诺如病毒来源可能是被污染的食物（虾、蟹、牡蛎、贝类等海鲜，感染的风险较高），或是手碰到被诺如病毒污染的环境。所以预防诺如病毒很重要：①吃东西前一定要洗手。②患者不要处理或烹饪食物（至少48小时）。③清理患者的呕吐和排泄物时，要注意个人防护。

诺如病毒基本状况

致病原因	粪口传染：接触被诺如病毒污染过的食物或环境
好发季节	1～4月份为高峰期
好发年龄	大人小孩都可能感染
主要症状	恶心、呕吐、腹泻、腹胀、腹痛、发烧、肌肉酸痛
预防方式	①吃东西前务必洗手 ②已经生病的患者停止处理食物 ③处理病患的呕吐物或排泄物前，应注意戴口罩和手套

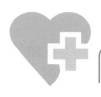

医生小叮咛

1. 诺如病毒没有疫苗可以预防，也没有药物可以治疗。
2. 注意个人卫生与环境消毒是最有效的预防方式，最好是勤洗手。
3. 罹患疾病者，至少要痊愈48小时之后才可以处理食物，以免诺如病毒通过食物传染给他人。

传染力惊人的轮状病毒

轮状病毒的流行季节通常在11月到来年3月之间，高峰期大概在每年1月，症状以发烧、呕吐、腹泻为主，有些重症的病童会出现脑炎、抽筋、脱水，甚至死亡。

至于传播方式，通常都是食入被轮状病毒污染的食物或饮水（也就是"粪口传染"）。如果接触过患者的排泄物、呕吐物，再接触自己的口、鼻或眼睛等可能被感染。如果病童呕吐，呕吐物形成飞沫，一旦打个喷嚏或是咳嗽，轮状病毒就会随着飞沫飞出来，周围的人可能被传染。

轮状病毒最可怕的地方在于它的传染力很惊人，通常病患的呕吐物跟排泄物里面可能就有三千万以上的轮状病毒，只要接触就可能得病，而且这种病毒附着在玩具、门把手、地毯、桌面上可以存活2个月以上，患者在腹泻"前2天及后10天"都具有传染力。除非卫生习惯很好，不然被传染的概率其实很大。据研究，很多小朋友反复感染轮状病毒，有人甚至得过5次以上，虽然得过多次，严重程度会逐渐下降，但应该没有人想靠这种方式获得免疫力。

目前有针对轮状病毒的疫苗，效果不错，虽然不能做到100%预防。打过疫苗的小孩，即使被感染，症状也轻微许多。家中如果有小孩感染了轮状病毒，其他家庭成员除了吃东西前要洗手，碰触自己的眼睛、鼻子、口腔之前也一定要洗手，建议家里用含氯的漂白水稀释之后消毒。

轮状病毒基本状况

致病原因	①粪口传染：食入被轮状病毒污染的食物或饮水 ②接触传染：接触到患者的排泄物或呕吐物 ③飞沫传染：在患者打喷嚏或咳嗽时被传染
好发季节	高峰期在11月到来年3月
好发年龄	以5岁以下的儿童为主
主要症状	发烧、呕吐、腹泻
预防方式	①打疫苗 ②吃东西、家长抱小孩之前务必洗手 ③定期用含氯的漂白水稀释之后消毒

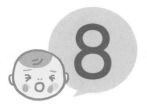

8 小朋友感冒要用吸鼻器吗

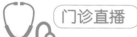

"陈医生，小孩鼻涕很多，可以使用吸鼻器吗?"

"有人说鼻涕不吸出来，可能会引发肺炎，真的吗?"

…………

看病这么多年发现，很多家长仿佛被洗脑了，认为感冒以后吸鼻涕可以好得快一点。临床上主张吸鼻涕和主张完全不吸鼻涕的医生都有，那到底需不需要吸鼻涕呢?

下面我先来说明一下，赞成和反对吸鼻涕的理由都是哪些。

赞成吸鼻涕的理由

1. 鼻塞让小朋友不舒服，睡眠质量和食欲都不好，吸完鼻涕以后症状可以有所改善。

2. 有些医生认为，如果鼻涕不吸出来，容易并发鼻窦炎，如果鼻涕倒流，可能并发呼吸系统炎症。

反对吸鼻涕的理由

1. 吸鼻涕只能暂时减轻鼻塞的症状，几分钟以后鼻子又塞住了。

2. 如果压力控制不当，鼻黏膜会受伤。

3. 吸鼻涕是种侵入性医疗，很多小朋友会因为疼而心生恐惧。

4. 感冒是病毒或细菌感染，不吸鼻涕也不会造成鼻窦炎或是肺炎。

吸鼻涕虽然可能快速缓解鼻塞症状，但是效果并不持久，也无法根治感冒，所以家长不应该有"吸鼻涕会让感冒赶快好"这样的想法。

此外，倒流的鼻涕通常是流入食管，不会进入气管和肺部，所以"鼻涕不吸出来会造成肺炎"的说法，是没有医学根据的。

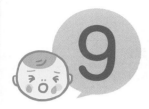

9 流行性感冒与一般感冒有差异

门诊直播

"陈医生，诊所医生说我的小孩得了流行性感冒，开了抗流行性感冒的药给他吃，这样可以吗？"

许多人分不清"感冒"和"流行性感冒"这两种病，因为流行性感冒也有"感冒"这两个字。事实上，这两者症状差很多，治疗方式也不同。

流行性感冒与一般感冒的比较

首先，大家可以参考以下的表格，简单区分两种疾病的差异。

流行性感冒和一般感冒比较表

	流行性感冒	一般感冒
致病原	流行性感冒病毒	大概有200种病毒
发烧程度	高烧超过39℃	不发烧或低烧
头痛程度	剧烈头痛	不常见
咳嗽程度	严重	轻度至中度
流鼻涕频率	偶尔	常见
喉咙痛频率	常见	常见

续表

	流行性感冒	一般感冒
肌肉酸痛程度	严重	不常见或轻微疼痛
肌肉无力及倦怠感情况	严重	不常见或且轻微疼痛
呕吐、腹泻情况	常见	偶尔
不同年龄层的症状差异	幼童症状较不典型	幼童与成人症状相同
传染力	非常高	低或高
病程	7~14天	3~7天
治疗方式	抗病毒药物	通常没有特效药物
预防方式	有疫苗	无疫苗

得了流行性感冒后，典型的症状为发高烧、头痛、肌肉酸痛、严重疲倦、流鼻涕、喉咙痛及咳嗽等，部分患者会有腹泻、呕吐等症状。一般的感冒通常不发高烧，也很少出现肌肉酸痛、严重倦怠感的情况。

前面讲到的流行性感冒典型症状，通常只会出现在年龄比较大的儿童，比较小的孩子，尤其是婴儿，得了流行性感冒可能只是发高烧，很难评估倦怠感和肌肉酸痛。所以诊断婴幼儿的流行性感冒较为困难。如果有明确的接触史，诊断起来比较容易。

虽然流行性感冒也有"感冒"这两个字，但是程度比一般感冒严重多了，除了可能合并肺炎、脑炎、中耳炎、鼻窦炎以外，重症流行性感冒还有致死的可能。因此，应及早正确诊断，及早使用抗病毒药物，尽量缩短病程。

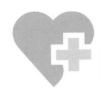

医生小叮咛

1. 典型的流行性感冒症状包括发高烧、头痛、肌肉痛、严重疲倦感、流鼻涕、喉咙痛及咳嗽等，部分患者有腹泻、呕吐等症状。

2. 婴幼儿的流行性感冒症状较不典型。

3. 流行性感冒筛查即使呈现阴性，也不能排除得了流行性感冒的可能。

4. 流行性感冒的患儿建议隔离7天，或是退烧后48小时再回学校上课。

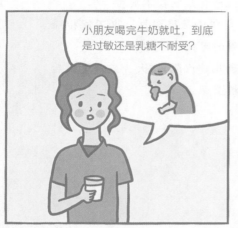

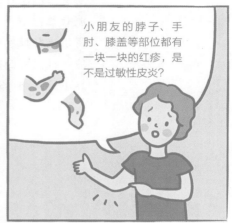

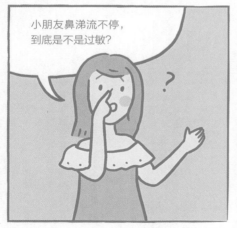

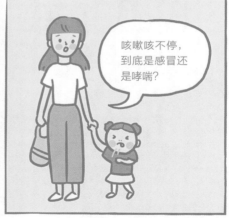

Chapter 4

家有过敏儿
跟着医生这样做就对了

小朋友吃这个也痒，吃那个也痒，咳嗽咳不
停，鼻涕流不停，都是过敏惹的祸？想对抗
"过敏三部曲"，就要做好环境控制。家有过
敏儿，跟着医生这样做就对了！

1 什么是过敏三部曲

"陈医生，我的小孩吸到冷空气就打喷嚏，这是过敏吗？需要治疗吗？"

门诊里常常碰到家长问我："我的小孩过敏了吗？"我也常常问家长说："孩子是过敏了吗？"家长的回答是："好像有一点。"

过敏这个词大家都耳熟能详，但是问起来，很多人却搞不清楚什么是"过敏"。

首先来介绍过敏性。过敏算是一种身体免疫不正常表现。有学者认为是免疫功能太强才会使身体出现过敏症状。通常过敏发作需要具备两个条件：一是存在过敏原，另一个是过敏体质。过敏体质的人接触到过敏原就会诱发过敏反应。

过敏性疾病有哪些

通常是依照过敏症状出现在身体的哪些部位来区分。

1. 过敏症状出现在皮肤：过敏性皮炎、荨麻疹、接触性皮炎、血管性的水肿。

2. 过敏症状出现在眼睛：过敏性结膜炎。

3. 过敏症状出现在鼻子：过敏性鼻炎。

4. 过敏症状出现在气管：哮喘。

5. 过敏症状出现在肠道：胃肠道过敏。

过敏症状其实有很多，同一个人可能同时出现两种过敏症状。例如，同时罹患过敏性鼻炎及哮喘，或是同时出现胃肠道过敏及荨麻疹。

过敏还有个特性，就是发病的年龄并不一定。举例来说，有些妈妈没有过敏的症状，可是生完小孩以后却出现严重的荨麻疹。患者自己也很困惑，明明以前身体好好的，怎么就过敏了？其实原因很简单，患者本身是过敏体质，怀孕后身体有所改变，情绪、压力等因素都可能诱发过敏。

至于儿童出现的过敏症状，有一个很有趣的现象，称"过敏三部曲"，也就是随着年龄不同，出现的过敏症状会改变，从宝宝一出生开始，最常见是食物过敏，之后出现过敏性皮炎或湿疹，然后过敏部位逐渐从皮肤转移到气管（哮喘），而后移动到鼻子（过敏性鼻炎）。

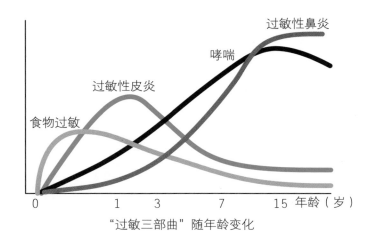

"过敏三部曲"随年龄变化

大多数人幼儿时期就出现过敏性皮炎，长到3岁以后皮肤的状况好转，家长以为没事了，就掉以轻心，结果开始哮喘。虽然大多数过敏性皮炎随着年龄渐长会慢慢改善，但也有人成年以后皮肤状况也不理想。由于诱发过敏的因素很多，所以每个人的病程不一定是这个顺序，有些人随着年龄增长，小时候过敏症状没有改善，长大后还出现了新的症状。

我曾经有一个患者，从幼儿时期就有严重的过敏性皮炎，到了3岁以后，过敏性皮炎没有好转，还出现了哮喘。

上面已经简单地说明，常见的过敏大致有哪些症状。而最常在儿童时期出现的应该是过敏性皮炎、哮喘、过敏性鼻炎这三种。

医生小叮咛

很多家长因为宝宝打喷嚏就担心地问我："宝宝是不是过敏？"其实打喷嚏算是人体的一种反射反应，目的是清除呼吸系统的刺激物，出现打喷嚏并不代表就得了过敏性鼻炎。

2 如何诊断过敏

门诊直播

常常有家长在门诊问我说："陈医生，我怀疑孩子过敏了，可以安排一下相关检查吗？"

很多家长搞不清楚过敏是怎么诊断的，我常常询问爸妈："宝宝过敏了吗？"有些家长说有一点，或说应该没有吧。可是当我换个方式来问："宝宝早上起床常打喷嚏吗""小时候有过敏性皮炎吗"……家长就会很利落地给我肯定的答复。这时，我就会判定："那宝宝应该是过敏体质。"很多家长觉得奇怪：到底医生怎么诊断过敏的？都不需要安排检查吗？

也有家长不解，宝宝一出生就抽血检验，被告知是过敏体质，可是宝宝到现在为什么没出现过敏症状呢？

这时就要提到本章节的重点，儿童的"过敏"到底是怎么诊断的？事实上，医生是以"临床诊断"来判断。儿童如果出现这些症状就可以诊断为过敏体质：①呼吸急促，慢性咳嗽等哮喘症状。②打喷嚏、流鼻涕、鼻塞等过敏性鼻炎症状。③眼睛痒、眼睛红等过敏性结膜炎症状。④皮肤出疹、瘙痒等过敏性皮炎的典型症状。医生会根据症状再配合身体理学检查做出诊断。例如，出现呼吸喘鸣声会怀疑是哮喘；宝宝脸上出现黑眼圈会怀疑过敏性鼻炎。

以下是在门诊中常常遇到的过敏诊断问题。

Q1 我们家小朋友现在6个月，我怀疑他是过敏体质，可以检测他对什么东西过敏吗？

A: 小小孩检验过敏原，常常验不出来，因为要验出是否过敏，小朋友只有接触过敏原，身体才会产生抗体，这样抽血才验得出来。6个月以下的婴儿，接触过的食物可能只有蛋奶类，可能虾、螃蟹都还没吃过，结果也就只能检验是否蛋奶过敏。另一个常见的过敏原是尘螨。有些研究发现，2岁以前检测是否对尘螨过敏，只有40%左右呈现阳性。但到了8岁以后再检验，80%左右都呈现阳性。

Q2 我的孩子进行过敏原检测都呈阴性，那他就不会过敏了？

A: 所有的过敏原检验都不是100%准确，有时因为血液中的过敏抗体量太少，有时因为过敏的物质验不出来（受温度、湿度、情绪、压力等影响）。即使没有查出过敏原，还是建议小朋友根据过敏症状，请儿科医生决定是否用药。

Q3 我的孩子检测出来对牛肉过敏，可是他吃牛肉从没发生过敏，为什么？

A: 通常过敏反应是一种钥匙跟锁的关系，过敏原和"过敏原接受器"必须相符合才会引起过敏反应。所以虽然检验出来对牛肉过敏，但肉煮熟之后，会破坏原本的结构，所以吃牛肉也没有过敏症状。举个例子，有人吃蒸蛋过敏，但吃炒蛋就没事，就是因为烹调方式不同，过敏原的结构发生了改变。以前常有人说，我吃新鲜的虾不过敏，吃不新鲜的虾会过敏，其实是一样的道理。

看完上面的叙述，可以得出结论：单靠抽血或是皮肤测试就想诊断过敏，其实难度很大。很多人验血都正常，可是过敏的症状很严重；有人过敏指数很高却没有很严重的症状。我的建议是，已经出现过敏症状，对于经验疗法效果不佳，过敏原不确定或是需要针对特定的过敏原做脱敏治疗，才需要使用皮肤或血液测定过敏原。

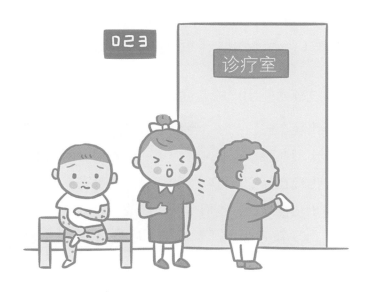

3 宝宝的食物过敏

曾有妈妈问我："我们家族有人对鸡蛋过敏，宝宝可以尝试吃鸡蛋吗？"

"宝宝喝母乳好像会过敏，需要停喂母乳吗？"

…………

本章一开始提到"过敏三部曲"，也就是说随着年龄不同，出现的过敏症状不同。从宝宝出生开始，最先出现的便是食物过敏，现在就来介绍一下儿童食物过敏。

一般儿童过敏通常会在2岁以前发病。最早出现的应该是牛奶过敏或鸡蛋过敏，在婴幼儿时期就出现。之后出现的则是坚果过敏（花生过敏比较常见），可能持续到成年。

食物过敏可能出现哪些症状

1. 出现在皮肤：痒、潮红、荨麻疹、血管性水肿。

2. 出现在眼睛：眼睛红、痒、流眼泪、两侧眼皮肿胀。

3. 出现在鼻子：打喷嚏、流鼻涕、鼻塞。

4. 出现在嘴巴：嘴唇肿胀（变成"香肠嘴"）。

5. 出现在呼吸道：喉咙痒、喉咙肿胀、感觉喉咙有异物、呼吸困难、有喘鸣声。

6. 出现在心脏：血压低、心跳不规则。

7. 出现在肠胃症状：恶心、呕吐、腹痛、腹泻。

通常婴儿从出生开始，最初的食物只有母乳或配方奶，因此这个年龄最常出现的食物过敏就是"奶过敏"。如果宝宝喝的是配方奶，可能是对配方奶的蛋白质过敏，主要症状会出现在皮肤及胃肠道：皮肤出现红疹或是过敏性皮炎；胃肠道出现腹泻（严重者会出现有血丝及黏液的大便）或是腹痛。这时候解决的方法可以换成部分水解蛋白配方奶或是深度水解蛋白配方奶。

如果是喝母乳的宝宝，过敏的影响因素应该是妈妈摄取的食物。如果妈妈吃的食物里面含有宝宝过敏的物质，这些过敏原经由母乳被宝宝吸收入体内，就会诱发过敏。这时候唯一的解决办法便是限制妈妈的食物。麻烦的是哺喂母乳的妈妈，每天吃的食物很多，如果吃月子餐，里面含有一些中药或是食补的成分，很难一一确认宝宝是对什么成分过敏，只能根据食谱来推测。所以常常找不出宝宝到底对哪一种食物过敏，只能尽量避开所谓的高致敏食物（坚果、巧克力、带壳海鲜、芒果等）。

医学小常识

乳糖不耐受

虽然也是因为食物引起的不适，但是严格说起来，这不算是食物过敏。乳糖不耐受的儿童体内缺乏代谢乳糖的酶，喝了含乳糖成分的配方奶，会出现腹泻、胀气、腹痛等症状，不过，不会有皮肤或是其他过敏症状。这时候应该换成无乳糖配方奶，而不是水解蛋白配方奶。

接下来介绍鸡蛋过敏。鸡蛋过敏在婴幼儿时期也常常碰到。以前的观念是1岁以前尽量避免让宝宝吃鸡蛋清，不过近几年的研究则有不同的看法。据研究发现，不到1岁就吃全蛋的宝宝，比起1岁以后才开始吃全蛋的宝宝，长大以后对鸡蛋过敏的概率反而降低了。所以，除非宝宝吃鸡蛋会出现过敏症状，1岁以下就可以尝试吃全蛋。通常鸡蛋过敏都发生在婴幼儿时期，年龄大一点对鸡蛋过敏的状况就会改善。有趣的是，即使宝宝对鸡蛋过敏，对烹调后的蛋制品（蛋糕等），可能到了5岁以后就不过敏了。

随着年龄增大，过敏的食物种类也会有所改变，而且过敏的食物根据人种、地区不同也不同。有一项中国台湾地区的研究分析了30018个样本，发现3岁以下食物过敏的比例大概是3.44%，4～18岁过敏的比例上升到7.65%，而成年人食物过敏的比例则为6.44%。西方人过敏食物以花生为多；而东方人容易过敏的食物则大部分是海鲜，包含虾、螃蟹、鱼及贝类。但芒果、牛奶、花生和鸡蛋也是常见的过敏食物，其中牛奶、鸡蛋、贝类、花生为儿童比较常见的过敏原。

食物过敏比较有趣的是，很多患者表示："有时候吃了没事，有时候吃了又有问题。"其实过敏原多是蛋白质，食物的多烹调方式不同，蛋白质的结构会不同，就会出现有时过敏有时不过敏的情况了。

食物过敏非常难预防，除了有些食物成分可能标示不明外，也有可能是特殊原因造成的。

之前就曾经出现过这样的案例。美国的威斯康星州有一位20岁女子，从小对花生过敏，但她的新男友并不知情，男友吃了花生酱后与该女子热吻，导致她出现过敏而死亡。像这种情况很难预防，因此有严重过敏反应的患者，除了随身携带急救药以外，也应当告诉亲友自己过敏的情况，以免"误触地雷"而追悔莫及。

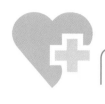

医生小叮咛

出现食物过敏以后，除了配合医生使用药物外，记得多喝水以促进身体代谢，把过敏原排出体外，可以缩短病程。患者也应该避免食用致敏或是富含组织胺的食物，以免症状反复发生。因食物过敏引起休克或呼吸困难的人群，除了吃东西前要注意看一下食物成分表外，还应该随身携带抗过敏的急救药。

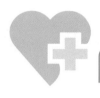

医生小叮咛

有些家长对食物过敏这件事抱着有趣的想法：如果孩子对虾过敏，就让他多吃虾，让小孩渐渐"习惯"就不会过敏了，有点像"以毒攻毒"的概念。其实医学中有所谓的"脱敏治疗"，以前大多用在过敏性鼻炎、哮喘等呼吸道过敏上，对于食物过敏比较少用到。当然，也有部分研究用在食物过敏这方面，不过必须在医生的监测下小心进行。目前国际上对于食物过敏的脱敏治疗，并没有建立标准的方法，家长切勿自行尝试，否则引起严重的过敏反应可是会致命的。

4 毛毛虫上身：过敏性皮炎

过敏性皮炎、过敏性鼻炎、哮喘为儿童过敏最常见的三种疾病，其中又以过敏性皮炎最早发病，在婴幼儿时期就可能出现。婴儿期湿疹，常常和热疹、脂漏性皮炎交替出现在宝宝的皮肤上，导致很多家长不知道宝宝过敏了。

过敏性皮炎是一种会反复出现的疾病，患者皮肤会变得干燥、脱屑，变黑、变厚，有时会有渗出液，所以身体会有长期瘙痒的困扰。疹子在婴幼儿期出现在脸上、手肘、膝盖等身体的伸（外）侧比较多。大一点好发部位则变成脖子、手肘弯、膝盖内侧（腘窝）等屈（内）侧处的皮肤。目前对于过敏性皮炎的成因并不清楚，但是认为和遗传有关。最新研究认为，过敏性皮炎是一种基因缺损的疾病，会造成皮肤结构异常，所以保湿功能不好就会引起干燥和瘙痒。

通常需要服用口服类固醇或局部类固醇药膏、口服抗组织胺药物、免疫抑制剂，家长听到这些药物，通常会打退堂鼓，其实只要配合医生正确用药，孩子的生活品质不会受影响。大部分医生比患者更怕用药出现不良反应，有经验的医生会注意患者可能出现不良反应而予以监测，所以家长应该配合医生好好用药，不要因为担心不良反应而讳疾忌医，否则小朋友因为皮肤痒反复搔抓导致恶化。皮肤有伤口也容易感染，影响睡眠和学习的专注力。

过敏性皮炎的护理方法

过敏性皮炎的特色就是严重的瘙痒跟反复发炎。皮肤痒了，小朋友就开始抓，抓了之后就发生过敏性皮炎，变成过敏性皮炎之后就更痒，小朋友就抓得更严重了。

因此，除了药物之外，以下就来分享一些过敏性皮炎的护理方法。

1. 首先要避开会造成恶化的因素，包括食物、吸入性的过敏原（尘螨、霉菌、花粉、动物皮屑等）、流汗、刺激物（含皂碱的洗剂、香水、羽毛、羊毛、化妆品等）。食物的限制分为两种，一种是避开本身会过敏的食物（坚果、巧克力、带壳海鲜、鱼、牛奶、蛋等）；另一种是避开富含组织胺或诱发组织胺释放的食物。我们知道组织胺是造成皮肤瘙痒的元凶之一，很多小朋友吃了过敏的食物之后，会诱发身体产生组织胺，导致皮肤瘙痒。因此当开始有瘙痒症状时再吃这类富含组织胺的食物，情况就会恶化。那么富含组织胺或是可能诱发组织胺释放的食物有哪些呢？肉类、鱼类、贝类（新鲜的一般不会）；烟熏或发酵过的肉类，如香肠、火腿、腌腊肉等；乳制品；一些水果，杏、香蕉、蔓越莓、樱桃、柑橘、菠萝、李子、草莓；一些蔬菜，茄子、南瓜、红豆、菠菜、番茄及其制品；含酒精的食物。

不过上面提到的食物并不是完全不能吃，而是尽量不要一次摄入太多。

2. 其次是要做好保湿。只要保湿做得好就可以减少药物的使用。

只能洗澡不能泡澡？这概念是错误的。过敏性皮炎需要避免的是用过热的水洗澡。热水对过敏性皮炎而言是刺激物，很容易恶化症状；但是泡澡这件事可以让皮肤吸饱水分，反而有助于保湿，所以正确的洗澡方式是用清水、含燕麦的沐浴乳或是敏感肌肤专用的产品来洗澡。洗的时候避免搔抓，水温应为33～38℃，洗澡时间大约15分钟，使用少量沐浴露即可。洗完澡之后避免用毛巾擦身体，只要用毛巾拍干多余的水分，再涂上保湿产品就可以了。要注意的是，如果皮肤症状严重，需要涂抹类固醇药膏或是其他药物，需先涂抹药物，间隔15～30分钟之后再涂保湿产品。

保湿产品的选择：许多父母对于要擦何种保湿剂伤脑筋，我归纳几个重点给大家参考。

以保湿效果来说，乳霜和油膏＞乳液，所以如果皮肤保湿性不佳，就多擦一点的。如果怕擦了会使毛囊阻塞，就换不油的产品。脸上跟身体其他部位可以擦不同的保湿剂，夏天和冬天也可以选择不一样的。

保湿产品的成分不宜太复杂，成分越多，引发过敏的机会就越多，所以选择成分越单纯的越好。

动物性脂肪（绵羊油、马油）引发过敏的机会较多，植物性脂肪（乳木果油）引发过敏的机会较低。

过敏性皮炎的特殊疗法

接下来介绍一种过敏性皮炎的特殊疗法——湿敷疗法。这是一个非药物治疗方法，虽然比较麻烦，但不失为一个选择，提供给担心药物有不良反应的家长做参考。

根据字面上的意思，"湿敷疗法"就是在擦药或是保湿产品之后使用湿纱布包扎，外面再用干的纱布、弹性绷带或是干衣服固定。这样治疗1~2星期之后，有71%的患儿症状会得到改善。这个疗法的好处是，可以加强皮肤的保湿跟药物吸收，又可以避免儿童搔抓，对严重过敏性皮炎的治疗有帮助。

下面简单介绍一下湿敷疗法的步骤。

1. 先让宝宝在温水中泡澡20分钟。

2. 将保湿产品（乳液、乳霜或是油膏）或是药剂涂抹在患病的皮肤区域。

3. 利用湿纱布或是弹性绷带包扎患病的区域。

4. 再用干的弹性绷带或是衣服固定。

5. 固定至少2小时之后再解开。

过敏性皮炎是种慢性且会反复发作的疾病，除了在家里注意合理护理，还要配合医生的用药，不要因为担心药物的不良反应而什么药物都不敢使用，结果让小朋友一直抓，反而使生活品质下降或病情恶化。

5 关不掉的水龙头：过敏性鼻炎

"听说手术可以治好过敏性鼻炎，是真的吗？医生开给我们家小孩的喷剂，我觉得效果不好，为什么？"

以下就来为各位解答关于过敏性鼻炎的常见问题。

曾经有一篇研究指出，台北市的小学生大约有50%罹患过敏性鼻炎。不仅仅是儿童，很多父母自己都是伴随着过敏性鼻炎长大的。虽然很多人都有这个问题，大多数人对治疗的方法却不甚了解。这一篇就来介绍常见的治疗过敏性鼻炎方法。

过敏性鼻炎最常见的症状有鼻塞、流鼻涕、打喷嚏、鼻痒。因为鼻塞、鼻痒及揉鼻子，会造成黑眼圈及下眼睑出现横纹，有些患者会出现鼻涕倒流，喉咙有异物感，因此常常出现清喉咙的情况。医生根据临床症状和理学检查，就可以做出诊断。治疗的方式分为药物治疗和手术治疗两大类。

🖊 过敏性鼻炎的药物治疗

过敏性鼻炎用药基本情况表

药物	鼻塞	流鼻涕	打喷嚏	鼻痒
类固醇鼻喷剂	+++	+++	+++	+++
口服抗组织胺药	+	++	++	++
抗组织胺鼻喷剂	++	++	++	++
白三烯素接受器拮抗剂	+	+	+	+

摘录自2015年美国耳鼻喉科医学会《过敏性鼻炎治疗纲要》，+代表有效性。

🖊 不同的鼻喷剂介绍

1. 类固醇喷剂

从目前的研究来看，类固醇喷剂对过敏性鼻炎引起的鼻塞、流鼻涕、打喷嚏和鼻痒的效果最好，一天使用1～2次，可以长期使用，药效较慢，需要喷一段时间才见效。常见的不良反应为头痛、咳嗽、肌肉骨头痛、鼻出血等。长期使用非常低剂量的类固醇不会造成肝肾功能受损，也不影响身高。需要注意，小孩用的喷剂跟大人不同，不能拿成人的喷剂给小朋友使用。

2. 抗组织胺的喷剂

药效较为快，一天使用1～2次，可以长期使用。缺点是小婴儿不能使用，一般要6岁以上才能使用，不能改善眼睛痒。常见的不良反应是头晕、头痛、味觉改变、咳嗽、倦怠感、鼻出血等。

3. 咽达永乐喷剂

一天使用4次，而且至少使用1个月才会有疗效。因为很不方便，药效很慢，现在使用的人比较少。

4. 去鼻充血的喷剂

这种喷剂只对鼻塞有效，对打喷嚏、流鼻涕效果不好。好处是药效快，一喷鼻子就通了，缺点是不能长期使用，如果连续使用7~10天会出现反弹性的鼻塞，而且喷完药之后，鼻塞会变得更严重，常见的不良反应为疲倦、眼睛痒、视力模糊、口干等。

5．洗鼻盐

洗鼻盐的原理是将鼻黏膜上的过敏原洗掉，这样就不会引起过敏反应，同时号称可以将浓鼻涕从鼻咽腔洗出来，所以可以缓解鼻塞。缺点是使用时小朋友配合度不高，因为会鼻子痛，有恐惧感、溺水的感觉。目前，洗鼻盐只能当作一种辅助疗法，还是无法取代前面提到的治疗方式。

大家要搞清楚医生开的是哪一种喷剂，有些可以长期使用，有些不能长期使用。用错药就会觉得喷剂没有效，最常用错的就是类固醇喷剂：很多人都是有症状才开始喷，因为药效慢就感觉没有效，其实是用药方法错了。

口服抗组织胺药物

虽然类固醇喷剂的效果最好，但缺点是需要长期使用才有效，加上很多家长一听到"类固醇"，就担心不良反应，所以很多家长选择口服抗组织胺药物，效果虽然差一点，但是家长和孩子的配合度比较高。

白三烯素接受器拮抗剂

白三烯素接受器拮抗剂单纯拿来治疗过敏性鼻炎效果不好，一般是用在哮喘合并过敏性鼻炎的患者身上比较好。

外科手术

很多爸妈会问："开刀可以一劳永逸吗"，这就要回到认识过敏性鼻炎的机制了。过敏性鼻炎是因为过敏原掉落在鼻黏膜的"过敏接受器"上才诱发过敏反应，所以除非手术可以把鼻黏膜上的"过敏接受器"通通消灭掉，不然开刀对过敏性鼻炎也不会一劳永逸。很可惜，现在的医疗没法单纯消灭这些"过敏接受器"，如果不慎还会伤害到嗅觉接受器，影响嗅觉功能。

目前常见的手术方式有电烧、激光、无线射频、动力回旋刀、鼻中隔鼻道成型术等手术，通常可改善鼻塞的症状，但是对于打喷嚏、流鼻涕的效果不明显。开完刀之后，过敏症状可能控制不好，鼻塞又反复。所以手术并不能根治过敏性鼻炎，只能缓解鼻塞的症状。如果使用药物无法改善，可以请医生评估适合哪一种手术。

6 孩子有哮喘吗

"我的小孩咳嗽老不好，有医生说她是哮喘，真的吗?"

"医生在门诊听到宝宝呼吸有喘鸣声，说有可能是哮喘，哮喘会好吗?"

当儿科医生这么多年，常常会有忧心忡忡的妈妈跑来问："陈医生，我的小孩生病，医生说他呼吸听起来有喘鸣声，有的医生说他可能是哮喘，但有的医生又说还好，等长大再看看。怎么医生说的都不一样? 那他到底有没有哮喘啊?"

另外，还常常碰到妈妈带小患者来："陈医生，我的小孩好像有哮喘，可以抽血检验或检查一下吗?"

这就是这篇文章要谈的重点。儿童哮喘到底是怎么诊断的? 如果在网络上搜索一下，大家就会了解，儿童哮喘都是根据临床表现进行判断的。这么说好像不用实验室诊断，对吧? 没错，就是这样。这就是为什么带小孩看病，结果每个医生的说法都不同的原因。抽血验过敏原只能了解小朋友对什么过敏，可是他可能有过敏性皮炎或是过敏性鼻炎，不见得就是哮喘。常用于成人的肺功能检查，因为小朋友配合度不高，查出来的数据常常不准，可能是小朋友吹气不当，再加上没有大规模儿童肺功能检测的数据，因此这项检测没有明确的标准值。

那么，医生是根据哪些临床症状来诊断哮喘呢？如果小朋友有下列症状，就可能患有哮喘。

1. 家族里面有人（爸爸、妈妈等）有哮喘史，而且小朋友是过敏体质（小朋友小时候有过敏性皮炎，或喝牛奶过敏等）。

2. 曾经出现反复发作的哮喘症状，咳嗽时出现"咻咻"的喘鸣声（这个就是医生说的听起来很像哮喘发作的声音，但是听到喘鸣声不见得就是哮喘）。

3. 小朋友在没有感冒时出现夜间咳嗽（因为哮喘发作大多在深夜或是清晨，家长不一定会听到喘鸣声，只会听到小朋友晚上一直咳嗽）。

4. 剧烈运动之后咳嗽或有喘鸣声（大家都知道，剧烈运动会诱发哮喘）。

5. 接触有毛动物、二手烟或是空气污染，会出现咳嗽或是喘鸣声（也就是接触过敏原后会诱发哮喘，但每个人过敏原不同）。

6. 一般感冒症状持续7～10天，而哮喘儿童的感冒很可能超过14天（这也是儿童常常被诊断成哮喘的原因：慢性咳嗽治不好）。

7. 当症状出现时，使用支气管扩张剂或是类固醇等治疗哮喘的药物后，症状有所缓解。

写到这里，家长不免又会产生一些疑问，一并整理如下。

Q1 听到呼吸喘鸣声就是哮喘吗？

A: 因为很多小朋友感染病毒就可能出现喘鸣声，所以听诊中出现喘鸣声不见得就是哮喘发作。有研究指出，小朋友在3岁之前肺部发育不成熟，受二手烟、环境污染的影响，小朋友小时候反复出现的喘鸣，长大之后就不再发作了。所以孩子的喘鸣到底只是暂时的，还是真的是哮喘，需要观察一段时间。这也是我们在诊断小孩哮喘时需要慎重一点的原因。

Q2 慢性咳嗽就是哮喘吗？

A: 咳嗽不是病，只是一种症状。咳嗽通常会让爸妈的心揪起来，尤其是小朋友半夜咳到吐，不只小孩睡不好，家长也饱受折腾。临床上诊断慢性咳嗽，是指咳嗽持续超过4周，通常一般感冒的症状应该不超过4周，超过4周代表孩子需要做检查。不过，我想一般家长应该没办法忍受小朋友咳这么久，超过2个星期就会到医院来"报到"了。

造成慢性咳嗽的原因其实还有很多，包括先天结构异常、心脏病、免疫功能缺损等。只要记得，一般的咳嗽通常不会治不好。我碰到过很多患者，之前的医生诊断都说是过敏性咳嗽，可怎么都治不好，这种情况还是到医院检查一下，以免延误病情。

如果小孩已经被确诊为哮喘了，家长应该配合医生正确用药，这样一来小孩变成终身哮喘的机会就下降了。正确的观念就是哮喘的预防胜于治疗，也就是说应该让哮喘不发作，而不是哮喘发作之后再用药物治疗。

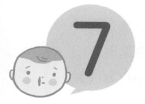

7 环境卫生好好做，过敏症状远离我

门诊直播

一位妈妈问我："我家宝宝对尘螨过敏，已经使用空气净化器了，也经常洗棉被、晒棉被，为什么还是没有改善？"

关于过敏儿童的护理，预防胜于治疗。我常跟爸爸妈妈说："环境卫生做得好，药物自然用得少。"如果每天跟过敏原生活在一起，就会"药一停症状又回来"，抑或是药物越用越没有效果，那该怎么做好环境卫生呢？

我们先简介一下引起过敏的原因，主要分为过敏原跟非过敏原两部分。如果曾经做过过敏原检测，明明没有验出对哪些东西过敏，可症状很严重，这时候引起过敏的因素可能就是非过敏原。哪些东西叫非过敏原？感冒病毒引起感冒的病毒、细菌、刺激的味道、污染的空气、温度跟湿度变化、情绪跟压力等。这些因素可能都会诱发过敏，可是没办法通过抽血检验出来。

非过敏原造成的过敏的预防措施

1. 接种流行性感冒疫苗。
2. 尽量避免在感冒流行季节出入人多的场所。
3. 加强个人卫生。

4. 刺激性的味道会诱发过敏，因此减少使用香水，避开二手和/或三手烟；在使用油漆、挥发性物质、杀虫剂时，一定要通风；烹煮食物时使用抽油烟机，家里开空气净化器或戴口罩也会有帮助。

5. 温度和湿度变化诱发的过敏，应避免喝冰水，注意保暖，戴口罩，使用加湿器会对缓解过敏症状有所帮助。

🍼 过敏原的环境控制

首先要提到的过敏原就是尘螨。尘螨和它的排泄物是引起过敏最大的元凶之一，有研究指出儿童过敏80%～90%都跟尘螨有关。尘螨是蜘蛛的近亲，大小为0.1～0.3毫米，因此肉眼看不见。尘螨的食物主要是动物的皮屑、指甲跟毛发，最喜欢的生长环境是温度是25℃，湿度为80%，通常会生活在家中的床垫、地毯、棉被等地方。

1. 尘螨的食物就是人或宠物的皮屑、指甲和毛发，所以家中尽量用太空被、防尘螨被等，因为尘螨不吃这些东西。当然，天然的蚕丝被也是不错的选择。

2. 床垫是另外一个尘螨的大本营，一个床垫可以躲藏百万只尘螨，尽量不要使用草席、榻榻米等稻草制品，因为这类床垫不好清洗。建议使用防尘螨的床罩将枕头、棉被和床垫包起来，可以使用除尘螨的吸尘器清洁床垫。

3. 不建议家中使用厚重的窗帘跟地毯，可以用百叶窗。如果有窗帘的话，最好常常清洗或常用可清除尘螨的吸尘器在家中做清洁。

4. 使用正确的清洗方法，1～2周清洁一次家中物品。常常有妈妈跟我说，她都已经经常清洗家中的物品了，小朋友的过敏症状还是很严重。可能清洗的方式是错误的，所以这位妈妈可能在白费功夫！尘螨是一种虫，所以光是丢进水里洗涤是杀不死它的，除了使用防尘螨的洗涤用品以外，还要用60℃以上的热水才能杀死它，不然就是使用烘干机。至于晒太阳，很少能达到60℃以上，所以有电视节目教大家用黑色塑料袋包住棉被再拿去晒，认为可以让温度到60℃以上，这就跟夏天车内的温度会非常高的原理一样。不过要注意塑料袋加热之后可能产生的有害物质，会不会残留在棉被上？如果采用这种方式，我建议晒完之后再清洗棉被比较安全。

5. 使用加湿器。如果将湿度降低到55%以下，尘螨的繁殖力有限，建议使用会显示湿度的加温器，但室内太过干燥也不利于健康。

6. 使用空气净化器。很多家长认为防尘螨要使用空气净化器，其实尘螨是在床垫、棉被上爬行的，空气净化器不能清除，除非抖到空气中，空气净化器才过滤掉。所以针对尘螨的控制，加湿器的效果会比空气净化器还好，但是空气净化器可以过滤空气中的灰尘、毛发等物质，对过敏的防护也有一定的效果。

7. 霉菌跟过敏、哮喘有很大的相关性，降低湿度可以减少霉菌；家里如果墙受到水气侵蚀，一定要处理。

8. 二手烟跟三手烟都会大幅增加儿童罹患哮喘的概率，通常家长会跑去其他地方抽烟，以为这样就可以避免抽烟给孩子造成的危害。其实吸完烟之后身上仍带有香烟燃烧的粒子，这时候去抱小孩，可能会增加儿童罹患哮喘的风险。

9. 养宠物的家庭一定要避免宠物进入哮喘儿童的房间，使用空气净化器和吸尘器清除动物毛发即可，不必弃养宠物。

8 过敏的辅助疗法，真的有帮助吗

"医生，除了吃药以外，有没有什么可以预防或是改善过敏的方法？"

"洗鼻子对过敏性鼻炎有效吗？"

很多小孩过敏了，因为需要长时间用药，家长担心不良反应的问题，都想知道有没有非药物疗法可以改善过敏。其实以目前医疗发展水平，的确没有药物能改善过敏体质，但是可以控制症状。通常小孩子年龄大一点以后，症状会有所好转。前面提到过，对过敏，根治的办法只有"环境控制"和"多运动"。环境控制可以避免过敏原刺激过敏体质，运动可以增强体质。

至于过敏的非药物治疗，在门诊最常被问到的辅助疗法，包括益生菌、羊奶、食疗与洗鼻子，以下依序做一些说明。

1. 益生菌

针对过敏而言，非药物疗法最有名的应该就是益生菌。益生菌在过敏的治疗上到底扮演什么角色呢？在前面其实就已经介绍过了。世界上针对益生菌预防过敏的研究很多，有些研究认为是有效的，但是也有研究认为效果不好。简单来说，以目前的研究来看，吃益生菌对于婴幼儿的过敏性皮炎或湿疹有帮助，但是对过敏性鼻炎跟哮喘帮助不大。

2. 羊奶

　　大家普遍认为，羊奶对改善呼吸道症状很好，主要是因为《本草纲目》记载：羊乳甘温无毒、补寒冷虚、润心肺、治消渴、疗虚劳、易精气、补肺肾气和小肠气。所以民间普遍认为羊奶有改善体质、增强免疫力、治疗哮喘等功效。其实，目前大部分国际研究结论都一样：羊奶与牛奶的组成类似，对牛奶过敏的小孩，可能也对羊奶过敏，甚至没有对牛奶过敏的小朋友也可能对羊奶过敏。目前没有听说过把羊奶当作治疗哮喘的医学依据。

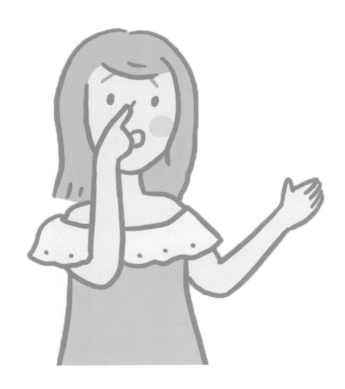

3. 食物

大家一定很想知道哪些食物可以用来预防或是治疗过敏疾病。虽然这方面的研究不多，证据也不是很充分，但可以提供大家参考。

• 新鲜的蔬菜水果：曾经有研究发现，如果有哮喘的小孩摄取富含维生素C和维生素E的蔬菜水果，比没有摄取这些蔬果的哮喘小孩症状要轻。

• 鱼类：鲑鱼、鲔鱼这些富含$\omega-3$的鱼类，可以减轻过敏症状。

• 地中海饮食：有研究发现，坚果、健康的油、新鲜蔬菜、水果、鱼类，不仅对心脏好，可以降低严重的哮喘症状。

• 酸奶类制品：其实就是富含益生菌的食物，可能对过敏性皮炎有帮助。

4. 洗鼻子

很多医生都推荐洗鼻器，但洗鼻子对过敏性鼻炎到底有没有帮助呢？洗鼻子的原理，是利用生理盐水冲洗鼻腔，把落在鼻黏膜上的过敏原带走。虽然理论上行得通，也有研究指出，有27.66%的人会因此改善鼻子的症状，而且62.1%的人可以减少过敏药物的使用，27.88%人认为生活品质有改善。

也就是说，洗鼻子可以当作过敏性鼻炎的辅助治疗，而且价格并不昂贵，可以在家里自行操作，每天使用也没有不良反应。但唯一的缺点就是小孩的配合度不高，有些洗鼻器使用起来会导致小孩有溺水的感觉，建议选择新型有雾化效果的洗鼻器，以降低不适感。

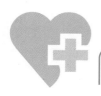

医生小叮咛

其实过敏性疾病和生活习惯息息相关，过敏症状的发作和情绪、压力、环境都有很大的关系。除了药物治疗以外，患者应该建立良好的生活作息，尽量不熬夜；养成良好的运动习惯，可以降低过敏的症状；饮食尽量避免食用冷饮，多摄取新鲜的蔬菜水果。

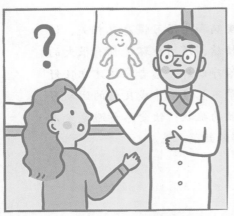

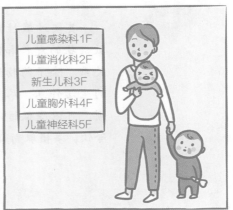

儿童感染科1F
儿童消化科2F
新生儿科3F
儿童胸外科4F
儿童神经科5F

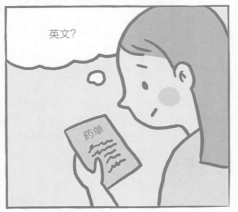

英文?

药单

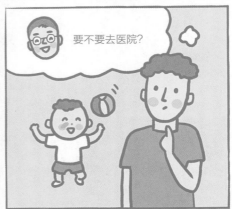

要不要去医院?

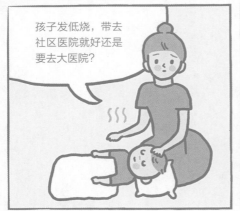

孩子发低烧，带去社区医院就好还是要去大医院?

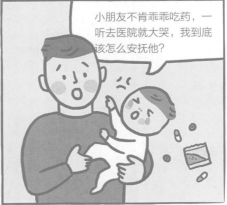

小朋友不肯乖乖吃药，一听去医院就大哭，我到底该怎么安抚他?

Chapter 5

宝宝生病了
带宝宝看病、
吃药该注意的大小事

小朋友生病了，到底该看哪科？如何选择适合的诊所或医院？孩子吃的药真有效吗？满是英文的药，看得懂吗？藏在处方里的秘密，就让医生来解密。

1 带小朋友看病的常见问题

门诊直播

"陈医生，我的孩子只是发烧，也看不出哪里不舒服，到底怎么了"

"是喉咙发炎引起小朋友发烧吗"

"为什么我的小孩好几天都是反复发烧，到底要看哪一科?"

…………

当儿科医生这么多年，许多家长带小朋友来门诊时提出的问题都还挺一致的，下面是我整理出来最常被问的问题，家长可以做参考。

Q1 孩子为什么只有发烧，却没有其他不舒服的症状，到底怎么了?

A: 这个问题要分不同年龄来解释。首先来讲小婴儿，有两种疾病需要特别注意：一个是尿道感染，另一个是幼儿急疹。小婴儿发高烧，但没有任何症状，一般儿科医生会考虑验尿来排除尿道感染，因为小婴儿包着纸尿裤，也不会表达。婴幼儿出现尿道感染不会像大人一样出现尿频、解尿疼痛、尿失禁等症状，只能靠检验尿液才知道。因为采集小婴儿的小便困难，一般都靠贴尿袋来收集。如果小朋友发高烧又吃不好，收集小便常常会让家长等很久。

另一个要注意的是幼儿急疹，大部分发生在2岁以前。幼儿急疹的症状是发高烧（常常是39℃以上，而且每隔4~6小时就烧起来），持续3~5天，没有咳嗽、流鼻涕等症状，退烧当天或是隔天，肚子（躯干）出现细细小小的红疹，之后往脸上跟四肢蔓延。疹子通常不痛也不痒，麻烦的是要看到冒出疹子来才能确定是幼儿急疹，可前3~5天高烧不退，已经让很多新手爸妈感到很惊慌了。

一般人都误会，感冒一定要有症状才是合理的，其实这个观念是错误的。很多小孩发烧是病毒感染引起的，病毒感染最常见的症状就是发烧，但不见得喉咙痛，也不一定咳嗽、流鼻涕，有些感冒是先咳嗽、流鼻涕再发烧，而有些则是先发烧，再出现其他症状，所以单纯发烧没其他症状是很常见的，家长不需要感到很困惑。

Q2 引起小朋友发烧的是喉咙发炎吗？

A: 因为经常碰到家长带着发烧的小孩来，其实小孩没有什么症状，只是发现喉咙发炎，家长便会问："是喉咙发炎引起发烧的吗？"也有人问："是发烧引起喉咙发炎吗？"这个题目就很像"先有蛋还是先有鸡"的问题，蛋跟鸡这个问题现在没有答案，不过到底是先发烧还是喉咙先发炎，这个问题是有答案的。

发烧大多数都是因为病毒感染。病毒感染可能会导致发烧、咳嗽、流鼻涕、喉咙痛、呕吐、腹泻、肚子痛、眼睛有分泌物、皮肤出现疹子等症状。同一种病毒在不同人的身上有不同表现，而且症状出现的顺序也不相同（有人先发烧，有人先喉咙痛）。所以严格说起来，不能说是发烧引起喉咙痛，也不能说是喉咙痛引起发烧，应该说喉咙痛跟发烧都是病毒感染引起的。

Q3 喉咙发炎为什么没开药？

A: 在门诊常常有家长问我："陈医生，您刚刚不是说小朋友喉咙发炎了吗，怎么没有开消炎药？"

引起喉咙发炎包含"病毒"和"细菌"两大类。其中，引起喉咙发炎的病毒有几十种，大多数没有抗病毒药物可以用来对付这些病毒。引起喉咙发炎的细菌也有好几种，目前只有链球菌引起的喉咙发炎需要使用抗生素治疗。

除了必要时使用抗生素外，一般医生不会针对喉咙发炎开药，多数也只是为了缓解症状，针对喉咙发炎开的药有下面几种。

抗生素：仅仅针对链球菌引起的喉咙发炎才需要。

退烧止痛药：一般常用的退烧药其实是有退烧、止痛、抗炎的效果，吃了这些药可以减轻喉咙肿痛的症状，又可以退烧，所以许多医生会给喉咙发炎的患者开这些药。不过，退烧止痛药会有不良反应，我的建议是，如果喉咙真的很痛，可以使用这些药物；但是如果只有轻微发炎，小朋友并不会感到特别不舒服，也不会影响进食的话，其实就不用吃这类药。

酶：这类药物可以分解发炎造成肿胀的物质，也可以抑制发炎反应，所以也有医生用于喉咙消肿。不过，这些药物都是酶，必须经由肠道吸收才有效果，如果磨成药粉的话，会被胃酸破坏，所以小朋友如果无法吞咽药丸就不能使用。

类固醇：类固醇也是抵抗发炎很好的药物。吃了之后，很快喉咙就不痛了。不过除非症状很严重，通常家长都不希望孩子吃类固醇。

这样大家应该了解了，喉咙发炎不见得非吃药不可，大多数会自愈，除了链球菌引起的喉咙发炎需要使用抗生素外，大多数药都是对症治疗。

Q4 <u>为什么我的小孩好几天都反复发烧?</u>

A: 有时候妈妈会跟我说小朋友发烧几天了，总不好。经过详细问诊发现原来是一场误会，原因是家长把发烧的定义搞错了。

一般而言，腋温>37.2℃，口温>37.8℃，肛温＞38℃，耳温>38℃，额温>38℃可视为发烧。很多家长把耳温高于37.2℃当作发烧，还使用退烧药。这是错误的!

Q5 <u>为什么小朋友发烧10多天，是不是受到特别的感染?</u>

A: 如果连续发烧超过一个星期，应该去医院。不过临床上最常碰到的状况是，小朋友前一个感冒还没好，又感染新的病毒。通常感冒病程是3~7天，好不容易撑过前一个感冒（7天），结果又感冒了（多了7天）。不过这样的患者通常不是连续发烧十几天，而是发烧五六天之后，间隔了两三天之后又发烧四五天，但家长会认为小朋友连续烧了十几天。

倘若真的是连续发烧十多天，中间都没有停止过，就需要好好检查一下了。

Q6 <u>小朋友为什么反反复复发烧，或只在半夜发烧?</u>

A: 简单来说，细菌感染或病毒感染引起的发烧本来就会不断反复的，大部分家长会给小朋友使用退烧药。常见退烧药的药效通常是4～6小时，所以药效过了自然就又开始发烧了。至于发烧只出现在半夜，有时是碰巧了而已，并不是什么特殊疾病。但多数情况是药物造成的，为什么？因为现在要求速效，退烧是很多家长评断病情没有好的重要指标。很多医生在常规药物里面添加退烧药，白天平均4～6小时就吃一次退烧药，因此白天就"不发烧"，可是睡前吃完药第二天早上吃药要间隔8小时以上，药效过了，就出现半夜或是清晨发烧的情况，原因就在于此。

Q7 发烧到多少度需要使用退烧药？

A: 大家应该知道，发烧是人体对抗感染的正常免疫反应，所以体温升高可以让病毒活性或细菌活性下降，也可以活化免疫细胞，帮助身体打仗，理论上不必使用退烧药。但是发烧会让小朋友不舒服，使用退烧药的目的都是为了减轻不适。为了避免一直给小朋友吃药，有些医生会跟爸妈说38.5℃以上再吃退烧药，其实，如果小朋友38℃以上就不舒服了，此时就可以使用退烧药。如果小朋友发烧到39℃也没有表现出不舒服的样子，也可以不使用退烧药。

Q8 宝宝年龄这么小，可以吃抗生素吗？

A: 门诊常碰到这种的情况，小孩因为病情需要抗生素治疗，家长第一个问题就是"宝宝这么小可以吃抗生素吗？"我有时会开玩笑跟家长说："很多500～600克的早产儿，如果有必要，从出生就使用抗生素治疗，您的小孩对我来说年龄算很大的。"其实儿科医生开抗生素会依据年龄和体重来衡量剂量，所以家长不必因为给孩子吃抗生素而纠结。

Q9 抗生素到底吃多久，是7天吗？

A: 抗生素的疗程是根据疾病以及严重度来决定要吃多久。家长通常会以为吃7天就够了，其实是错误的，要吃多久要根据病情遵医嘱。

Q10 之前吃了一种抗生素，中间换了另一种抗生素，疗程要重新计算吗？

A: 如果换抗生素的原因是由于前一种抗生素效果不好，疗程就得重新计算；但如果是因为吃药出现不良反应而改药，疗程就不必重新计算疗程。

Q11 没有发烧为什么要吃抗生素？

A: 会这样问是因为有些人把抗生素当成退烧药了。其实抗生素是用来杀细菌的，不是细菌感染就一定会发烧，鼻窦炎、中耳炎等都不一定发烧，所以并不是只有发烧才需要吃抗生素。

2 如何选择适合的诊所或医院

"陈医生，小朋友什么情况下该送到医院？"

"感冒不是病毒感染吗？是不是在家里观察就好，什么情况下应该去医院？"

有许多爸妈在网上给我留言："小孩发烧好几天了，出现了××××症状，之前去诊所看过，没有效。"接下来的问题就是，"需要送大医院或急诊吗？"

在网络上常看到心急如焚的家长询问小孩的病情，很多热心人士会留下看法，但也有一些人没搞清楚状况就叫父母不要浪费急诊资源。其实非专业医疗人员可能不了解什么情况才算严重？在门诊我曾碰到家长说小孩呼吸时很喘，但我看起来还算轻微，是可接受的范围。有些家长觉得小孩发烧到39℃就已经很严重了，有些则觉得发烧到40℃才算是严重，到底什么时候去医院？

所以，我不建议家长在网上询问小孩的病情，因为可能得到错误的回答，就算回答者是专业的医护人员，只凭网络上的文字叙述，也不一定做出正确判断。

小朋友生病了，到底该送去诊所还是医院？我个人建议小病送小诊所，大病送大医院。但是，家长一定会问，怎么判断是小病还是大病？接下来就帮大家整理应该送医院的情况。

🩺 需要送急诊或大医院的情况

3个月以下的宝宝发烧

3个月以下的宝宝发烧，出现严重疾病的可能性比较高，住院的概率也很高，不建议家长自行在家观察。

超过3天的发烧

如果小朋友发烧超过3天，服用退烧药之后退不到正常体温，或是两次发烧间隔的时间越来越短，都代表疾病可能往严重的方向发展了。

退烧之后活动力不佳

通常发烧导致儿童不舒服，活动力下降，服用退烧药以后，活动力可以恢复正常。如果体温恢复正常以后活动力还是不佳，代表可能患有严重疾病，需要尽快就医。

呼吸急促或是呼吸困难

通常正在发烧时活动，呼吸加快是可以接受的，如果退烧或是安静的状态下呼吸加快，代表可能存在肺部感染。虽然呼吸很快有时候是因为鼻塞，但是家长区分不出来，最好还是请医生评估。如果是哮喘的病患，急性发作使用过三次急性缓解药物还没有改善，请挂急诊处理。

儿童正常的呼吸次数和心跳次数

年龄	心跳次数（每分钟）	呼吸次数（每分钟）
0~3 个月	100~150	35~55
3~6 个月	90~120	30~45
6~12 个月	80~120	25~40
1~3 岁	70~110	20~30
3~6 岁	65~110	20~25
6~12 岁	60~95	14~22
12 岁以上	55~85	12~18

意识不清

引起意识不清的因素很多，需要立即处理。

癫痫

对于以前没有病史的儿童，第一次出现癫痫应该尽快就诊。如果是有病史的儿童，抽搐时间超过5分钟，抽搐形态和之前不一样，或是短时间内出现第二次抽搐，可能有其他问题，需要请儿科医生诊治。

脱水或电解质紊乱

很多情况都会导致脱水，比较常见的是急性肠胃炎。病童会出现哭泣时没有眼泪，小便次数减少，心跳加快等症状。电解质紊乱可能会出现昏睡、抽搐、瘫软无力等，这些需要输液纠正电解质紊乱，应该立刻就诊。

外伤

小孩跑跑跳跳受伤的情况很常见，但如果有下面的情况请直接去急诊或医院就诊：①如果伤口流血不止（超过5分钟），伤口比较大或是比较深，需要缝合。②怀疑有骨折的可能（疼痛、活动受限、外观变形等）。③如果撞到了头，曾经有昏迷，或是出现剧烈头痛、呕吐、昏睡或是抽搐的情形，脑震荡及脑出血的概率很高。④鼻出血也是急诊常常碰到的情况，超过5分钟还止不住血。

过敏

在急诊时还常碰到过敏的病患，如果皮肤疹子很痒不能睡觉，要请医生处理。如果出现呼吸困难或是血压下降、意识不清，应该赶快送急诊。

腹痛

如果腹痛不能忍受，发作越来越频繁或越来越严重，合并发高烧，呕吐物中有绿色胆汁，肚子摸起来变硬或是紧绷，需要送急诊处理。

发烧合并出疹子

通常发烧合并出疹子大多数都是病毒感染，没有什么大问题，但有些是严重疾病的表现或是猩红热等。因为家长分不清，建议请儿科医生评估一下到底是什么情况会比较安全。

医生小叮咛

上面只是列举可能出现严重疾病的情况，很多家长担心浪费医疗资源或担心交叉感染，所以不敢轻易带孩子来急诊或大医院就诊。如果出现上述情况，应该立即处理，最好不要只在家里观察，至少要到诊所请专业医生评估，以免延误病情。

每次看病必开抗生素

大家知道吃抗生素的目的是对抗细菌，而感冒大多数是病毒感染，少部分是细菌感染，也有一部分患者罹患的是病毒混合细菌感染，医生在看病时其实就是要区分这几种状况。如果怀疑是细菌感染便考虑给抗生素。

至于为什么有些医生特别喜欢开抗生素呢？如果是细菌感染，医生没开抗生素可能会延误病情。

3 小儿专科的分类

门诊直播

"陈医生，小孩长不高，应该看哪一科?"

"医生啊，我家宝宝发烧找不出原因，该看哪一科?"

现在，儿童医学也走向专业化，分工越来越细。和成人一样，儿科也划分很多专科领域，但很多人常常搞不清楚什么样的症状该找哪一科的医生。

儿童感染科

既然称作"儿童感染科"，其实就是处理儿童感染的病症，凡脑膜炎、脑炎、咽喉发炎、扁桃腺炎、鼻窦炎、中耳炎、支气管炎、肺炎、肠胃炎、蜂窝组织炎、肠病毒感染引起的咽峡炎等，只要有"炎"这个字的疾病，都属于感染科的范畴。这些疾病，一般儿童专科医生都可以先做处理，一般儿科医生处理不了，便会转诊或是询问儿童感染科医生。当然，这些已经确诊的疾病，处理起来都不会很困难。儿童感染科医生最常处理的，是不明原因的发烧。一般医生找不出发烧的原因在哪里，通常就会请儿童感染科的专家来处理。

儿童过敏免疫风湿科

这一科包括儿童过敏、儿童免疫及风湿等。儿童过敏疾病包括过敏性鼻炎、过敏性皮炎、过敏性鼻炎、哮喘、荨麻疹、神经血管性水肿等。儿童免疫及风湿疾病则包含系统性红斑性狼疮、类风湿性关节炎、皮肌炎、硬皮病和血管炎等自体免疫疾病。先天免疫功能缺损也是这一科的专长。

儿童心脏科

儿童心脏科医生，处理的是循环系统疾病，其中心脏问题占非常大的一部分。需要特别提到的是，儿童心脏科医生并不会开刀处理这样的心脏问题，而是由儿童心脏外科医生处理。所以优良的儿童心脏内外科团队，对复杂的心脏病患处理就非常重要。不过随着医疗进步，儿童心脏科医生已经可以不开刀就能将一些心脏的破洞补好了，减少很多开刀的并发症。

儿童消化科

儿童消化科医生，医治的就是儿童的消化系统问题，包括食管、肝、胆、肠、胃、胰脏等器官的疾病，例如急性及慢性腹泻、腹痛、盲肠炎、肠套叠、胃及十二指肠溃疡、急慢性肝炎、胆道闭锁、胆道囊肿、胆囊发炎、消化道肿瘤……这一科的医生还能帮小孩进行胃镜及肠镜检查来诊断消化系统疾病。

新生儿科

新生儿科就是处理新生儿的问题。新生儿是指出生1个月内的宝宝。不过新生儿除了正常足月的宝宝以外，最为棘手的便是早产儿（20周＜孕周＜37周，500克＜出生体重＜2500

克）。早产儿的死亡率非常高，尤其是出生体重不足1000克的"极度早产儿"。所幸经过大家的努力，这些"巴掌仙子"的死亡率与并发症正在大幅下降。

儿童神经科

常见的儿童神经科问题包括头痛、癫痫、发展迟缓、妥瑞氏综合征、神经肌肉疾病、代谢性脑病变、脑肿瘤、脑炎、脑膜炎或是脊髓病变等。对于多动症及注意力不集中，也是这科医生的专长。由于儿童神经问题的原因和成人有很大差异，一般不建议儿童看成人的神经内科。

儿童遗传科

这一科医生负责因遗传或是先天异常造成的疾病，大部分都是罕见疾病，包括苯酮尿症、地中海贫血、成骨不全症（玻璃娃娃）、黏多糖贮积症、脊髓性小脑萎缩症（企鹅家族）等。医生除了照顾病童本身，也为这些家族提供产前、产后遗传咨询，以降低未来生出异常宝宝的概率。

内分泌及新陈代谢科

常见的相关疾病包括儿童糖尿病、甲亢、甲减、性早熟、脑下垂体性生长激素缺乏症、生长迟缓、生殖腺发育异常等。很多家长担心小孩长不高、太瘦、第二性征（阴毛、乳房）太早出现，就是看这一科。

儿童肾内科

通常儿童的肾脏及尿系统都属于这一科的领域，包括肾炎、尿道感染、血尿、蛋白尿、肾病综合征、先天尿路异常、尿毒症等。特别要提到的是，现在肾病患者非常多，临床上也会见到做肾透析的儿童，因此家长应该注意儿童的长期用药安全。

🍼 儿童血液科

主要治疗常见的儿童血液问题，包括小儿贫血（缺铁性贫血、地中海贫血等）、小儿出血性疾病（免疫性血小板低下性紫癜、血友病等）、再生不良性贫血，以及小儿血液肿瘤疾病（白血病、淋巴癌等）等。

除了上面介绍的儿童专科以外，还有专门处理儿童急症的儿童急诊专科，以及处理儿童重症的儿童重症专科。最重要的是，小孩子绝对不是大人的缩小版，儿童与成人的疾病处理方式可能完全不一样。一般常见的儿科疾病，儿科医生都可以处理，但是如果病情较为严重或是复杂，就需要儿科专家来进行处理。

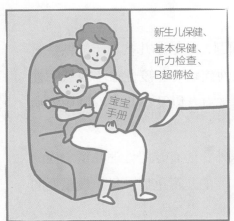

新生儿保健、
基本保健、
听力检查、
B超筛检

宝宝手册

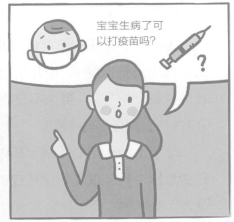

宝宝生病了可
以打疫苗吗?

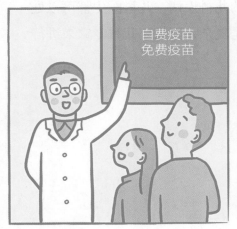

自费疫苗
免费疫苗

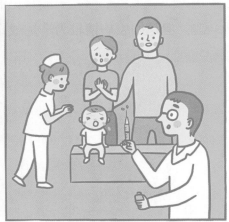

Chapter 6

定期体检、打疫苗
守护好宝宝健康

带宝宝做健康检查得注意什么事情？宝宝一听到打针就泪流满面，疫苗该怎么打？自费疫苗该如何选择？定期接受疫苗与保健，替孩子把关健康指标。

1 婴幼儿保健注意事项

"陈医生，婴幼儿健康体检除了打疫苗以外，还要注意什么吗？"

一些家长可能平时过于忙碌，因此带宝宝来打疫苗时，翻开《儿童健康手册》都是空白的，如果医生没有提醒，就可能会忽略掉很多重要的信息，这一章主要就是替家长整理一些婴幼儿保健和打疫苗应该注意的事项。

各项免费疫苗施打时间一览表

北京免费疫苗接种时间表

打疫苗时间	打疫苗项目
出生24小时内	1. 第一剂乙型肝炎 2. 卡介苗
出生满1个月	第二剂乙型肝炎
出生满2个月	第一剂脊髓灰质炎疫苗
出生满3个月	1. 第二剂脊髓灰质炎疫苗 2. 第一剂百白破疫苗
出生满4个月	1. 第三剂脊髓灰质炎疫苗 2. 第二剂百白破疫苗
出生满5个月	第三剂百白破疫苗

续表

打疫苗时间	打疫苗项目
出生满6个月	1．第三剂乙型肝炎疫苗 2．第一剂流行性脑炎疫苗
出生满8个月	麻风二联疫苗
出生满9个月	第二剂流行性疫苗
出生满12个月	乙型脑炎疫苗
出生满18个月	1．第一剂甲型肝炎疫苗 2．第四剂百白破疫苗 3．第一剂麻风腮疫苗
出生满2年	1．第二剂甲型肝炎疫苗 2．第二剂乙型脑炎疫苗
出生满3年	第三剂流行性脑炎疫苗
出生满4年	第四剂脊髓灰质炎疫苗
满6岁半	1．第四剂百白破疫苗 2．第二剂麻风腮疫苗

注：此表摘自《北京市免疫预防接种证》，其他地区疫苗请以当地接种方案为准。

通常去打疫苗会先做体检，接种疫苗为什么要搭配婴幼儿健康检查呢？主要是及早筛选发育有问题的宝宝，以便早接受治疗。在《儿童健康手册》当中已经整理了每一次体检需要筛选什么项目，以及医生需要宣传哪些健康知识。

2 打疫苗该注意哪些事项

门诊直播

"陈医生，有时候要打两种疫苗，两种疫苗可以一起打吗？对宝宝有什么影响？"

今天就来具体说说打疫苗的注意事项。

疫苗的作用和种类

大多数人对于疫苗其实不太了解。接下来要解释一下疫苗的分类。现在常规注射的疫苗分为两大类：减活疫苗和死活疫苗（死菌）。

1. 减活疫苗：麻风腮疫苗、水痘疫苗、卡介苗。

2. 灭活（死菌）疫苗：肺炎链球菌疫苗、乙型肝炎疫苗、五联疫苗等。

减活疫苗和灭活疫苗的差异

减活疫苗，属于毒性减弱的活的病毒，可以模拟发生疾病的状况而让人体产生免疫力。通常只要打1~2针，打完之后跟实际患病一样有潜伏期，5~12天可能发烧。有的人可能打完水痘疫苗以后身上会长出几颗水痘，但是不会像感染水痘一样长了几百颗那么严重。

灭活疫苗的成分主要是病菌死掉的部分，打完疫苗之后人体不会受到感染，安全性比较高。但是免疫反应较弱，所以通常要打很多次，比如乙肝疫苗就要打两次。

全世界打疫苗的方式都差不多：不同的灭活疫苗可同时但分不同部位接种，或间隔一段时间在同一部位接种。不同的减活疫苗可同时接种在同一部位；但若是不同时间接种疫苗，中间最少要间隔一个月。

🩹 可以同时打两针疫苗吗

通常家长拒绝一次打两针疫苗的理由，是担心一次打两针不良反应太大，小孩会撑不住。通常我会跟家长说："疫苗多合一是趋势，就是为了减少小朋友来打疫苗的次数，所以虽然只打了一针，其实里面就含有多种疫苗了。"这么一来，通常家长就能理解了。

但如果是打两种疫苗，左右手各打一针，就会有爸妈担心小朋友会不会撑不住。其实两针疫苗搭配打，是做过研究的，一次打两针并不会增加不良反应发生的概率。

当然有家长担心一次打两针小朋友会痛两次，还是坚持分两次来打。分两次有什么缺点呢？最主要是要多花一次时间去社区医院。当然多跑一趟社区医院，感染疾病的概率可能就比较高。

🩹 打疫苗发烧了，下次就不敢打疫苗了

打疫苗引起低烧，是打疫苗常见的不良反应，发烧代表身体的免疫系统正在工作。有研究指出，打完疫苗发烧的人，产

生的免疫效果反而比较好。所以打完疫苗低烧，并不是打下一针疫苗的禁忌，家长也不必担心。

⚕ 小孩一直感冒，打疫苗都被延误了，怎么办

很多宝宝疫苗延后打，大多是因为一直生病。最常碰到的就是家人认为感冒就不能打疫苗，其实轻度感冒不需要停止打疫苗。

⚕ 婴幼儿没有吃过鸡蛋或吃鸡蛋过敏，就不能打流感疫苗了吗

流感疫苗的制作，是采用鸡胚培养之后再提取出疫苗成分。以前由于技术不大好，提取后会残留较多鸡蛋成分，所以吃鸡蛋过敏的人打流感疫苗后容易过敏。

现在技术进步了很多，残留的鸡蛋成分很低，因此不太会引起过敏反应。实际上，只要不是对鸡蛋严重过敏的人，都可以打流感疫苗。

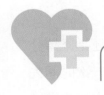

医生小叮咛

1. 疫苗种类分为减活疫苗与灭活疫苗两大类。同种类的疫苗可同时打，但须分不同部位接种，一次打两针不同疫苗不会增加不良反应的发生概率。

2. 想要打流感疫苗，但是又对鸡蛋严重过敏的儿童，建议家长带小朋友请医生评估，较为安全。在打完疫苗后建议在医院观察30分钟，以便出现过敏症状时迅速采取急救措施。

附录

儿童生长曲线使用说明

儿童生长曲线百分位图包括身长/身高、体重与头围三种生长指标，分为男孩版和女孩版。生长曲线图上画有97th、85th、50th、15th、3rd五条百分位曲线，百分位图是在100位同月（年）龄的宝宝中，依生长指标数值由高而低，由重而轻，从第100位排序至第1位。

儿童生长曲线图的身长/身高图，在2岁时的曲线有误落，主要是因为测量身长/身高的方法不同；2岁前是测量宝宝躺下时的身长，2岁后则是测量站立时的身高。

以 1.5 个月大体重 5 千克的男宝宝为例进行说明。

❶【年龄】1.5 个月大向上延伸。

❷【体重】5 千克重横向延伸。

❸ 在【年龄】与【体重】交会处，即 A 点。

❹ 参照右方的百分位曲线数值，发现体重是【第 50 百分位】，代表在100 名同年龄的男宝宝里，其体重大约排在第 50 位。

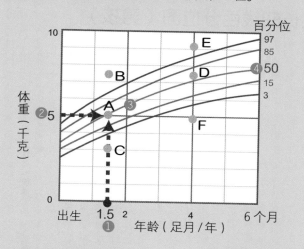

宝宝的生长指标落在第3~97百分位之间属正常范围，若生长指标超过第97百分位（如上图B点）或低于第3百分位（如上图C点）就可能有过高或低的情形。此外，儿童的成长是连续的，除了观察宝宝单一年龄的曲线落点外，其生长连线也应该依循生长曲线的走势（如上图A点→D点）。如果高于或低于两个曲线区间时（如上图A点→E点或A点→F点），需要请医生评估检查。

儿童生长曲线百分位图（女孩）

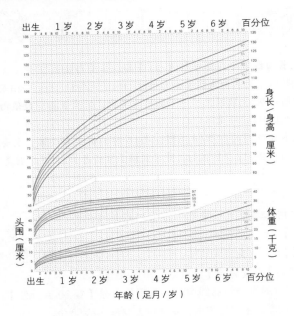

儿童生长曲线百分位图（男孩）

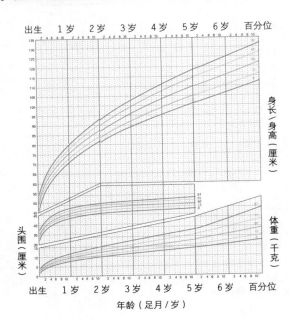

儿童生长身体体重指数（BMI）

体重指数=体重（千克）/身高的平方（米²）

年龄(岁)	男生			女生		
	过轻	过重	肥胖	过轻	过重	肥胖
	BMI<	BMI≥	BMI≥	BMI<	BMI≥	BMI≥
出生	11.5	14.8	15.8	11.5	14.7	15.5
0.5	15.2	18.9	19.9	14.6	18.6	19.6
1	14.8	18.3	19.2	14.2	17.9	19.0
1.5	14.2	17.5	18.5	13.7	17.2	18.2
2	14.2	17.4	18.3	13.7	17.2	18.1
2.5	13.9	17.2	18.0	13.6	17.0	17.9
3	13.7	17.0	17.8	13.5	16.9	17.8
3.5	13.6	16.8	17.7	13.3	16.8	17.8
4	13.4	16.7	17.6	13.2	16.8	17.9
4.5	13.3	16.7	17.6	13.1	16.9	18.0
5	13.3	16.7	17.7	13.1	17.0	18.1
5.5	13.4	16.7	18.0	13.1	17.0	18.3
6	13.5	16.9	18.5	13.1	17.2	18.8
6.5	13.6	17.3	19.2	13.2	17.5	19.2
7	13.8	17.9	20.3	13.4	17.7	19.6

说明

1. 0~5岁的体重指数，系采用世界卫生组织（WHO)公布之"国际婴幼儿生长标准"。

2. 5~7岁衔接点部分，系参考世界卫生组织的BMI rebound趋势。

图书在版编目（CIP）数据

请问儿科医生 / 陈俊仁著 . — 北京：中国轻工业
出版社，2019.6

ISBN 978-7-5184-2455-9

Ⅰ.①请… Ⅱ.①陈… Ⅲ.①小儿疾病 – 防治 – 基本
知识 Ⅳ.① R72

中国版本图书馆 CIP 数据核字（2019）第 073821 号

责任编辑：翟　燕　侯满茹　　责任终审：张乃柬　　整体设计：锋尚设计
责任校对：李　靖　　　　　　　责任监印：张京华

出版发行：中国轻工业出版社（北京东长安街6号，邮编：100740）
印　　刷：艺堂印刷（天津）有限公司
经　　销：各地新华书店
版　　次：2019年6月第1版第1次印刷
开　　本：720×1000　1/16　印张：14
字　　数：270千字
书　　号：ISBN 978-7-5184-2455-9　定价：49.80元
邮购电话：010–65241695
发行电话：010–85119835　传真：85113293
网　　址：http://www.chlip.com.cn
Email：club@chlip.com.cn
如发现图书残缺请与我社邮购联系调换
171223S3X101ZYW